人体解剖学概要

主　编　易西南

副主编　周启良　夏玉军　万　伟

编　委　文乐军　马志健　冯志傅　田顺亮
　　　　佟晓杰　黄文华　刘学敏　初国良
　　　　张海英　潘爱华

科学出版社

北　京

内 容 简 介

　　本教材以介绍人体解剖学基本知识为出发点,按人体的功能系统进行描述,在保障解剖学知识系统性和完整性的同时,强调结构和功能的关系,强调人体每一个功能系统科普性的问题而简化临床应用的目的性,尽量做到简明、易学。

　　本教材是高等医药院校非临床医学专业学习解剖学课程的教材。由于内容简明易懂,也可作为中、高职相关专业学生的解剖学教科书。

图书在版编目(CIP)数据

人体解剖学概要 / 易西南主编 . —北京:科学出版社,2012.4

ISBN 978-7-03-033857-0

I. 人… Ⅱ. 易… Ⅲ. 人体解剖学-医学院校-教材 Ⅳ. R322

中国版本图书馆 CIP 数据核字(2012)第 044638 号

责任编辑:王　颖　秦致中 / 责任校对:郑金红
责任印制:李　彤 / 封面设计:范璧合

科学出版社 出版
北京东黄城根北街 16 号
邮政编码:100717
http://www.sciencep.com

北京建宏印刷有限公司 印刷
科学出版社发行　各地新华书店经销

*

2012 年 4 月第 一 版　　开本:787×1092　1/16
2023 年 7 月第六次印刷　　印张:7 1/4
字数:167 000

定价:39.80 元
(如有印装质量问题,我社负责调换)

前　言

当今，各医学院校为了适应社会的需要，以就业为导向，开设了很多新的专业，如卫生法学、医药营销、健康管理等等。这些专业为人体解剖学教学带来了新的挑战，按照传统的人体解剖学教学，课时不够，当然也没有必要。因此，一本适应这类新专业教学用的人体解剖学教材显得格外需要。

本教材是编者根据多年教学经验，专门为医学院校非临床医学专业教学所编写的。在编排上既要考虑到人体解剖学知识体系的系统性，又要考虑到学时的限制及专业的实际需要，不致于过度加重学生的学业负担，也不致于过度占用解剖学的教学资源，因此，本教材力求简明，力求通俗，力求易学好教。

所谓简明，不是追求单纯的简单、明了，而是有所侧重。我们在每部分内容的概述部分尽量作系统性的描述，以利于学生通过概述能把握每个系统的基本构成和主要功能，从而理解解剖学研究的基本方法和原理。对于各系统的各论部分则尽量化繁就简，摒弃了大量的对结构的描述，以减轻学生的记忆负担，在图的处理上不但大量缩减了图量，在图标上也尽量避免图文不符的现象出现。所谓通俗，就是尽量保障其可读性。为此，我们大幅减少了标题层次，以保障连续性，同时也压缩了版面。但是毕竟受到"教材"的限制，尚不能按科普读物的语言模式来进行描述。

医学院校非临床医学专业的解剖学教学受到的重视远不及临床类专业，因此，尚缺乏相对固定的模式，各院校教学安排、教材使用也是五花八门。我们试想通过本书的出版，引起同道们对非临床医学专业人体解剖学教学的关注。由于编者知识有限，不当和错漏之处在所难免，恳请同道和学生不吝指正，提出宝贵的修改意见，以促使本书不断完善。

本书的编写得到了海南医学院及科学出版社的大力支持，在此表示感谢！

易西南

2011 年冬于海口

目　　录

前言
绪论
　　一、人体的基本构成 ……………… (1)
　　二、人体解剖学 …………………… (1)
　　三、解剖姿势和术语 …………… (2)
　　四、人体器官的变异与畸形 …… (3)
　　五、人体的分部 …………… (3)
　　六、人体的层次结构 …………… (3)

第一篇　运　动　系　统

第一章　骨学 ……………………… (5)
　　一、骨的分类 …………………… (5)
　　二、骨的构造 …………………… (5)
　　三、骨的化学成分和物理性状 … (6)
　　四、躯干骨 …………………… (6)
　　五、颅骨 ………………………… (8)
　　六、附肢骨 ……………………… (10)
第二章　关节学 …………………… (14)
　　一、骨连结种类 ………………… (14)
　　二、脊柱 …………………… (15)
　　三、胸廓 ………………………… (16)
　　四、上肢的连结 ………………… (16)
　　五、下肢的连结 ………………… (17)
第三章　肌学 ……………………… (19)
　　一、肌的分类和构造 …………… (19)
　　二、肌的起止点和作用 ………… (19)
　　三、肌的配布 …………………… (20)
　　四、肌的辅助结构 ……………… (20)
　　五、全身主要的肌 ……………… (20)

第二篇　内　脏　学

第四章　内脏学概论 ……………… (25)
　　一、内脏的一般结构 …………… (25)
　　二、胸部标志线和腹部分区 …… (25)
第五章　消化系统 ………………… (27)
　　一、口腔 ………………………… (27)
　　二、咽 …………………………… (29)
　　三、食管 ………………………… (29)
　　四、胃 …………………………… (29)
　　五、小肠 ………………………… (30)
　　六、大肠 ………………………… (31)
　　七、肝 …………………………… (32)
　　八、肝外胆道系统 ……………… (33)
　　九、胰 …………………………… (33)
第六章　呼吸系统 ………………… (34)
　　一、鼻 …………………………… (34)
　　二、鼻旁窦 ……………………… (35)
　　三、喉 …………………………… (35)
　　四、气管与支气管 ……………… (36)
　　五、肺 …………………………… (37)
　　六、胸膜 ………………………… (38)
　　七、纵隔 ………………………… (38)
第七章　泌尿系统 ………………… (39)
　　一、肾 …………………………… (39)
　　二、输尿管 ……………………… (39)
　　三、膀胱 ………………………… (39)
　　四、尿道 ………………………… (40)
第八章　男性生殖系统 …………… (41)
　　一、男性内生殖器 ……………… (41)
　　二、男性外生殖器 ……………… (42)
第九章　女性生殖系统 …………… (44)
　　一、女性内生殖器 ……………… (45)
　　二、女性外生殖器 ……………… (46)
第十章　腹膜 ……………………… (47)
　　一、腹膜的功能 ………………… (47)
　　二、腹膜形成的主要结构 ……… (47)

第三篇　脉　管　系　统

第十一章　脉管系统概论 ………… (49)
　　一、心血管系统的组成 ………… (49)

二、血液循环 ………………… (50)　　三、静脉 ……………………………… (57)

第十二章　心、血管 …………… (52)　　第十三章　淋巴系统 …………………… (61)
　一、心 ……………………… (52)　　一、淋巴器官 ………………………… (61)
　二、动脉 …………………… (54)　　二、淋巴管道 ………………………… (61)

第四篇　感觉器官

第十四章　视器 …………………… (63)　　一、外耳 ……………………………… (68)
　一、眼球 …………………… (63)　　二、中耳 ……………………………… (69)
　二、眼副器 ………………… (65)　　三、内耳 ……………………………… (69)
第十五章　前庭蜗器 …………… (68)　　四、内耳的功能 ……………………… (70)

第五篇　神经系统

第十六章　神经系统概论 ………… (73)　　第十九章　神经传导通路 …………… (101)
　一、神经系统的区分 ……… (73)　　一、本体(深)感觉传导通路 … (101)
　二、神经组织 ……………… (74)　　二、躯干和四肢痛温觉、粗触觉和
　三、神经系统活动的基本方式 … (75)　　　　压觉传导通路 ………… (101)
　四、神经系统的常用术语 … (75)　　三、视觉传导通路 ………… (103)
第十七章　中枢神经系统 ………… (77)　　四、锥体系 ………………… (103)
　一、脊髓 …………………… (77)　　第二十章　脑和脊髓的被膜、脑脊液
　二、脑 ……………………… (79)　　　　循环和脑屏障 ………… (105)
第十八章　周围神经系统 ………… (89)　　一、脊髓和脑的被膜 ……… (105)
　一、脊神经 ………………… (89)　　二、脑脊液及其循环 ……… (106)
　二、脑神经 ………………… (93)　　三、脑屏障 ………………… (106)
　三、内脏神经 ……………… (97)

第六篇　内分泌系统

第二十一章　内分泌器官 ………… (108)　　四、肾上腺 ………………… (110)
　一、垂体 …………………… (108)　　五、松果体 ………………… (110)
　二、甲状腺 ………………… (109)　　六、胰岛 …………………… (110)
　三、甲状旁腺 ……………… (110)　　七、胸腺 …………………… (110)

绪　　论

一、人体的基本构成

人体虽是世上最复杂的生命体,但无外乎是由生命物质所组成。主要的生命物质包括蛋白质和核酸,另外脂类、糖类、水、无机盐等也是生命体的重要组成成分。

这些生命物质构成了细胞所需的各类器件,包括细胞膜、细胞质、细胞器、细胞核等。一个活的细胞具有生命的特征,即能进行新陈代谢、自我更新,并具有特定的功能。因此,一般认为细胞是复杂生命体的基本结构和功能单位。生命体进入复杂的阶段,细胞就有了明确的分工,每一类细胞功能不同,各司其职,使得生命体具有多样的生物功能,并且能有条不紊地进行工作。如肌细胞能产生运动、红细胞能携带氧气和二氧化碳、腺细胞能分泌有用的物质(分泌物)等。

细胞与细胞之间存在着细胞间质,细胞间质不但为细胞的生长和存活提供了支撑作用,重要的是它为细胞生存提供了特定的环境,也为细胞间的信息交流提供了媒介。

功能相近的细胞通过细胞间质支撑起来就构成了组织。组织的种类是十分有限的,人体主要有上皮组织、结缔组织、肌组织、神经组织四个基本组织类型。

各种组织有机地结合起来构成形态各异、功能特殊的各种器官。器官可以完成特定的功能。如胃能容纳食物,并对食物进行研磨和初步消化作用;心脏能有节律地收缩和舒张以推动血液的流动。

功能相关的器官有机地拼接起来,使得它们的功能相互衔接,共同完成某一使命,就形成了功能系统。如肾脏产生尿液,通过输尿管输送到膀胱,膀胱会将尿液暂时储存起来,到一定时候通过尿道排出体外。人体有运动系统、消化系统、呼吸系统、泌尿系统、生殖系统、脉管系统、感觉系统、内分泌系统和神经系统。这9个系统都是在内分泌系统和神经系统的统一与协调下进行运转的,因此,生命过程能够平稳有序地进行。

二、人体解剖学

通过研究人体的构造而揭示人体生命规律,乃至于探索疾病的发生与治疗办法是人体解剖学最早期的,也是最主要的目的。人体解剖学发展至今天,就产生了许多奇怪的目的,如试图造出来新的生命,试图用仪器控制人脑的活动,使得人像机器一样运转。

当然,现代的人体解剖学经过三百多年的发展,积累的知识太多了,需要分门别类归纳和进一步研究,这样就出现了分支学科。首先把结构研究和功能研究分开来,这就出现了解剖学和生理学。随着显微镜的发明,人们发现借助显微镜,可看到肉眼无法分辨的细微结构,于是专门研究细微结构的组织学就形成了。后来有人专门研究细胞,又形成了细胞生物学。又有人专门研究细胞内的遗传物质,就诞生了遗传学。还有人专门研究人体的发生与发育,这就是胚胎学。

最古老、最经典的借助肉眼来观察人体结构的解剖学称之为大体解剖学,它永远是人体解剖学的重要内容,现代医学要是没有大体解剖是无法发展到今天这个水平的。

大体解剖学服务于很多研究目标。按上述的功能系统来进行大体解剖的描述,称之为系统解剖学。另外还有局部解剖学、断层解剖学等等。

三、解剖姿势和术语

为了统一描述人体的各部分形态、结构和位置,避免误解,需要确定一套国际通用的描述原则、标准或规定。这些原则、标准或规定同样适应医学其他学科。

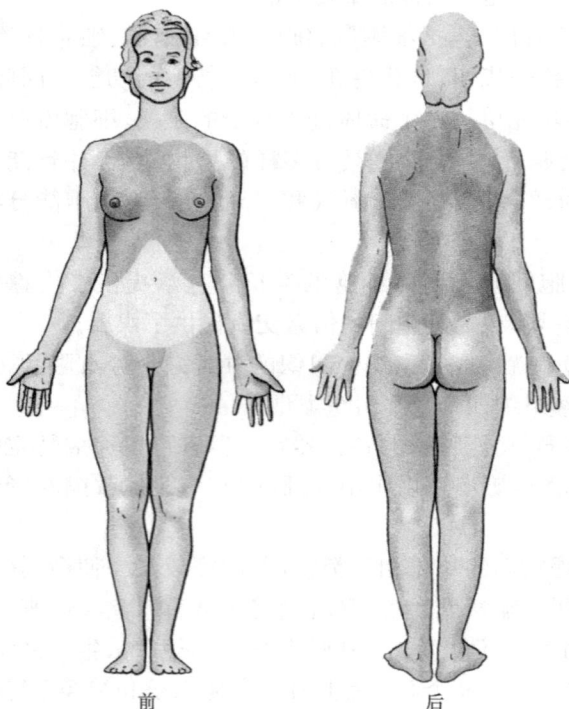

图绪-1　解剖学姿势及人体分部

(一) 解剖学姿势

解剖学姿势 anatomical position:身体直立、面向前、双眼平视正前方、双足并立、足尖向前、双上肢垂于躯干两侧、掌心向前。凡被观察的客体,不管是标本、模型,不管是处于何种体位(如手术病人平卧),均应按解剖学姿势来进行描述(图绪-1)。

(二) 方位术语

按解剖学姿势,我们规定出一系列表示位置的术语。

上 superior 和**下** inferior:两两比较时,近颅顶者为上,近足者为下。在进行神经系统的描述时,有时用"头侧"和"尾侧"这两个概念。

前 anterior 和**后** posterior:两结构进行前后比较时,近腹侧者为前,又可称腹侧,近背部者为后,又可称背侧。

内侧 medial 和**外侧** lateral:两结构进行左右比较时,距离正中矢状切面近的为内侧,反之为外侧。

内 internal 和**外** external:在描述空腔脏器内部结构时,距内腔近者为内,距外表近者为外。

深 profunda 和**浅** superficial:两结构进行深浅比较时,距皮肤近者为浅,反之为深。

近端 proximal 和**远端** distal:对于四肢各部位、各结构,距躯干近者为近端,反之为远端。

(三) 人体的轴和面

物体在空间的位置可用相互垂直的三个轴来进行定位描述。对于人体也规定了3个相互垂直的轴,即垂直轴、矢状轴和冠状轴,可用它们来定位体内任何一个结构的空间位置和走行方向。**垂直轴** vertical axis 为自头顶垂直于地面的轴;**矢状轴** sagittal axis 为自后向前的轴,与垂直轴垂直;**冠状轴** frontal axis 为左右方向的轴,与上述两轴垂直。对于单个器官或四肢来说,有时也使用长轴、短轴的概念来描述。

依据上述三轴,可引申出 3 个面的概念,即水平面、矢状面和冠状面,可以用来定义人体结构的位置及其关系,也可以用来描述解剖、手术及其他诊疗技术的入路和方位。**水平面** horizontal plane 又称**横切面**,与地面平行。**矢状面** sagittal plane 是从前后方向,将人体分为左、右两部分的切面,正中矢状切面是特殊的矢状面,将人体分为左、右对称的两半。**冠状面** frontal plane 是从左右方向,将人体分为前、后两部分。三个面相互垂直。对于单个器官来说,有时也可用**长轴**切面和**短轴**切面来描述,即沿器官的长轴切开或短轴切开(图绪-2)。

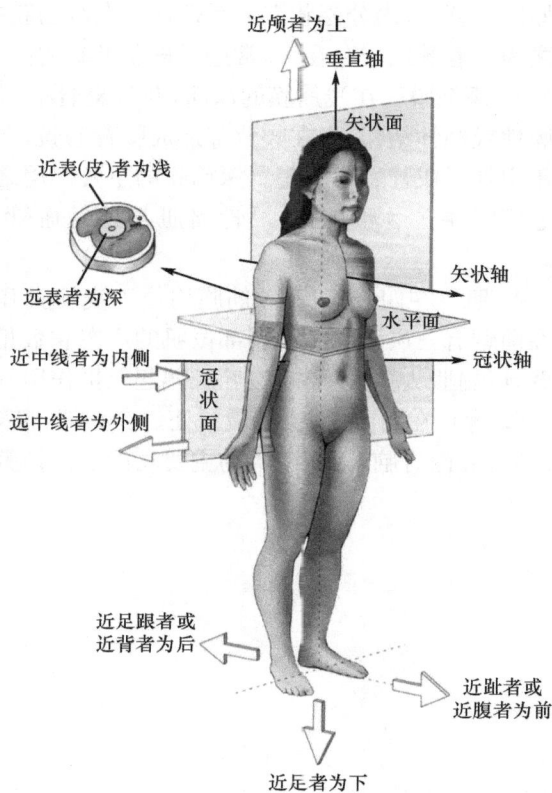

图绪-2　人体轴、面和方位

四、人体器官的变异与畸形

很少有两个人的器官形态、构造、位置、大小及血管、神经支配完全一致,这就是**个体差异**。人体解剖学所描述的人体结构的正常生理状态,只是统计学上占优势,简言之,就是经过解剖调查得出来的平均数值和普遍状态。如果某人的某个结构,与正常值或正常状态有较大差距,但不影响其功能,称之为**变异** variation。如果与正常值比较,不但差距较大,还影响其功能,称之为**异常或畸形** abnormal。

五、人体的分部

人体从外形上,分为头部、颈部、胸部、腹部、盆部、背部、上肢、下肢等部分,每个部位又可分为若干个小部位,如头部可分为颅顶、面部、面侧部、颅底等多个部分。每个部位的结构特点不同。

六、人体的层次结构

人体从浅至深,不同部位,结构分布有差异。

1. 皮肤　皮肤包裹体表,不同部位其厚度、纹理(皮纹)不同。皮肤附有毛囊、汗腺和皮脂腺,这些附属结构各处也有差异,如头皮毛囊密集、汗腺及皮脂腺均发达,而手背汗腺不发达。皮肤分布有丰富的感觉神经末梢,因而痛觉十分敏感。

2. 浅筋膜　浅筋膜又称皮下脂肪,为脂肪组织。不同部位的浅筋膜厚薄不一,一般臀部较厚,手背很薄。男女性的皮下脂肪分布有差异,不同个体差异也较大。浅筋膜的分布和厚度与营养、内分泌状态关系密切。在浅筋膜内除分布有神经、淋巴管以外,有一类静脉称之为浅静脉广泛存在,通常透过皮肤见到的网状而弯曲的血管即是浅静脉。

3. 深筋膜　在浅筋膜的深面,并包裹骨骼肌形成肌的被膜,在某些地方增厚形成特殊的膜性或鞘性结构,如在腰背部形成腰背筋膜,在大腿外侧形成大腿阔筋膜,在某些神经血管集中处形成神经血管鞘。深筋膜的主要作用之一是使得各块骨骼肌得以相互分开,有利于它们的独立运动,也使得骨骼肌与神经血管、骨骼肌与骨关节能相互分开,便于肌的运动。

4. 肌　在四肢,肌和深筋膜均位于浅筋膜和骨之间,往往在一个部位,有多层的肌肉,如在前臂有三层肌肉。不同部位肌的形态和数量不同,这与各部位的分工有关系。如在腹前壁,以扁肌为主,主要对腹腔脏器起保护作用,而在四肢以长肌为主,主要产生运动。

5. 骨　在四肢,骨位于最深处。在胸部、腹部,骨的深面还有筋膜及脏器。颅骨连结形成颅腔,腔内有脑,因而颅骨的主要功能是保护脑。

第一篇 运动系统

运动系统由骨、骨连结和骨骼肌组成。骨和骨连结构成人体的支架，称**骨骼**。肌附着于骨骼表面构成人体的基本轮廓，它与骨骼共同支持人体、保护内部器官，维持姿势，产生关节运动。在运动过程中，骨和关节构成了杠杆，肌提供运动的动力。

第一章 骨 学

成人有 206 块骨（图 1-1）。每块骨都具有一定的形态和功能，并有丰富的血管和神经，因此，每一块骨都是一个器官。骨在一生中不断地进行新陈代谢，并有修复、再生和塑形的能力。

一、骨 的 分 类

根据骨的形态，可分为**长骨**、**短骨**、**扁骨**和**不规则骨**四类。

其中长骨呈长管状，多分布于四肢。长骨的两端膨大称**骺**，表面有光滑的关节面，活体有关节软骨覆盖；中部细长称**骨干**，其内有管状的空腔称**骨髓腔**，容纳骨髓（图 1-2）。骨干近骺的部分称干骺端，干骺端与骺之间，在生长发育期存在有**骺软骨**，是长骨生长延长的基础，至 16～20 岁左右，骺软骨骨化，形成**骺线**，至此时，长骨停止延长。

二、骨 的 构 造

骨由**骨膜**、**骨质**和**骨髓**构成，并有神经和血管分布（图 1-2）。

图 1-1 全身骨概观

1. 骨质 骨质由骨组织构成，分为**骨密质**和**骨松质**。骨密质由成层排列的骨板构成，坚硬，耐压性强，分布于骨的表面。骨松质分布于骨的内部，由相互交织的骨小梁构成，呈海绵状，弹性较大。骨小梁的排列方向与骨的受力方向一致，能承受较大的重量。

2. 骨膜 骨膜是由致密结缔组织组成的纤维膜，富有血管、神经，骨膜内有一些细胞能分化成骨细胞和破骨细胞。骨膜对骨有营养、生长和修复作用，并具有感觉作用。

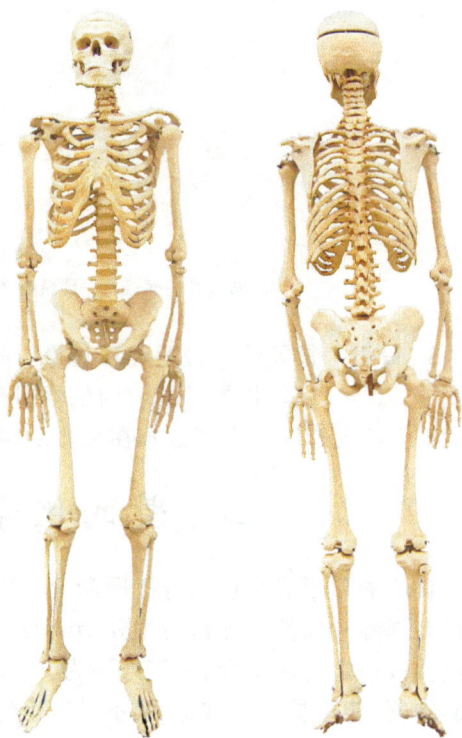

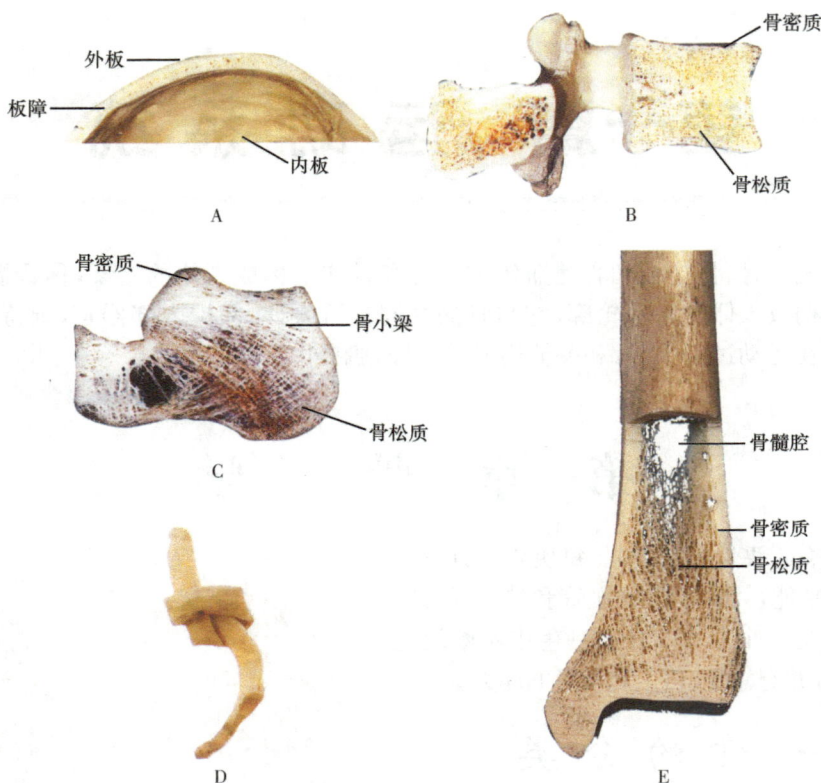

图 1-2　骨的构造

A. 颅盖骨切面；B. 椎骨纵切；C. 股骨头切开；D. 脱钙肋骨；E. 胫骨切开

3. 骨髓　骨髓位于骨髓腔和骨松质间隙内，在胎儿和幼儿时期，全部为**红骨髓**，具有造血功能。5 岁以后，长骨骨髓腔内的红骨髓逐渐被脂肪组织代替，转化为**黄骨髓**，失去造血功能。成年人红骨髓主要分布在长骨的两端、短骨、扁骨和不规则骨的松质内。

三、骨的化学成分和物理性状

　　骨质的化学成分包括有机质和无机质两部分。有机质为骨胶原纤维和多糖蛋白等，使骨具有弹性和韧性。无机质主要为碳酸钙和磷酸钙，它们使骨具有硬度和脆性。有机质和无机质按一定比例组合（成年人约为 3∶7），使得骨既具有良好的柔韧性和弹性，又具有一定的硬度，能重受身体重量，又不易发生弯曲和折断。

　　环境因素对骨生长发育也有影响。人的一生中，骨的形态及化学构成是不断发生变化的，这就是骨的可塑性。

四、躯　干　骨

　　成人躯干骨包括**椎骨**、**肋骨**和**胸骨**。

　　1. 椎骨　椎骨在未成年前有 33 块（或 32 块），计颈椎 7 块、胸椎 12 块、腰椎 5 块、骶椎 5 块、**尾椎** 4 块（或 3 块）。成年后 5 块骶椎融合为 1 块**骶骨**，3～4 块尾椎融合为 1 块**尾骨**。

　　椎骨由位于前方的**椎体**和后方**椎弓**两部分组成。椎体呈圆柱形，是受力的主要部分。

椎弓与椎体围成**椎孔**。所有椎孔连成**椎管**，容纳脊髓。自椎弓发出 7 个突起：即**棘突** 1 个，伸向后方；**横突** 1 对，伸向两侧；**上关节突和下关节突**，分别伸向椎弓的上、下方（图 1-3）。

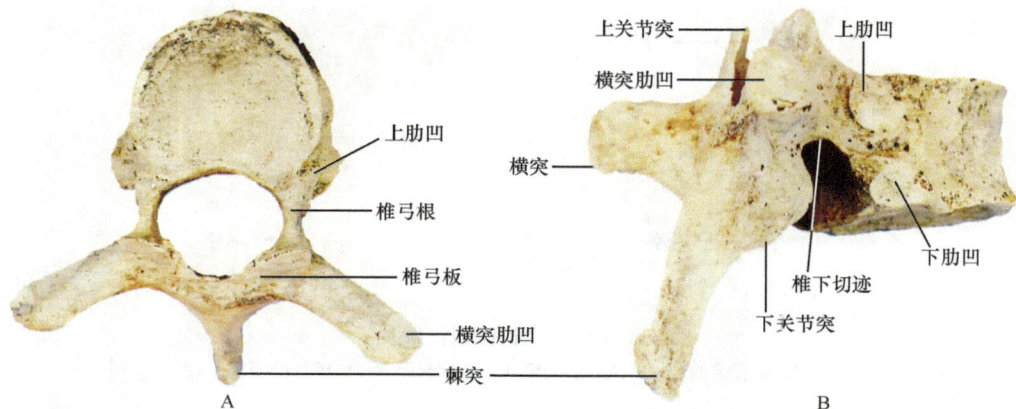

图 1-3　椎骨的一般形态

第 1 颈椎呈环形，无椎体，由前、后弓和两侧块构成，故称**寰椎**（图 1-4）。第 2 颈椎又称**枢椎**，在椎体上方，有向上伸出的齿突，与寰椎前弓构成关节（图 1-5）。

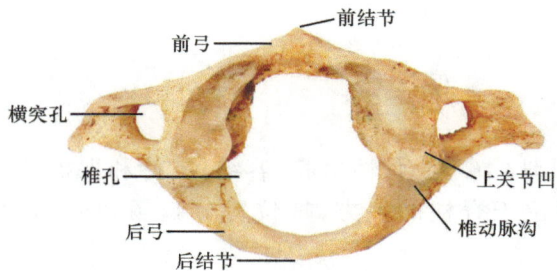

图 1-4　寰椎

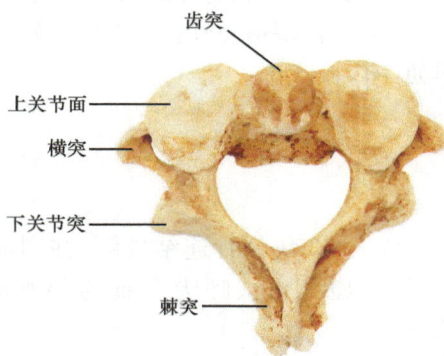

图 1-5　枢椎

骶骨由 5 块骶椎融合而成，呈三角形，底朝上，中央有骶管。尾骨由 3～4 块尾椎融合而成，呈三角形，无椎管（图 1-6）。

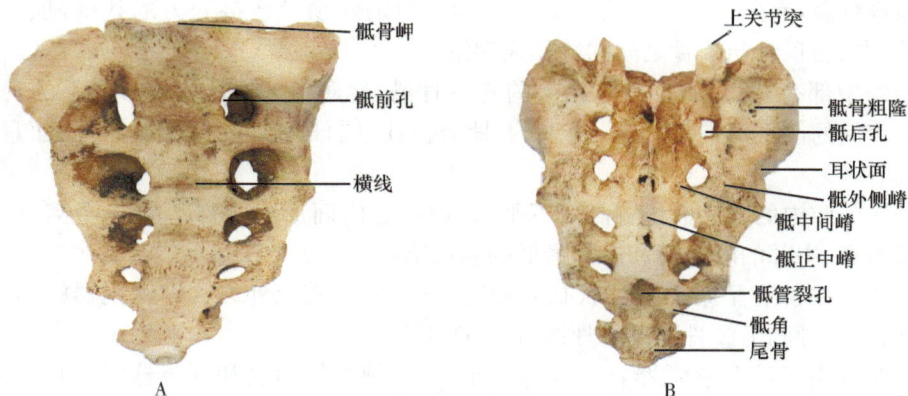

图 1-6　骶骨和尾骨

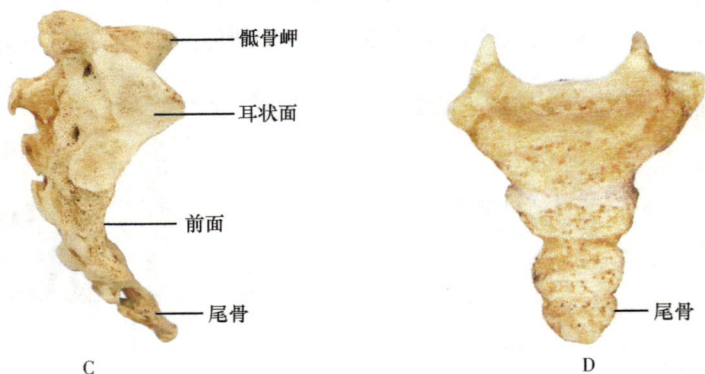

图 1-6 骶骨和尾骨（续）

A. 骶骨前面观；B. 骶骨后面观；C. 骶骨侧面观；D. 尾骨前面观

2. 胸骨 胸骨为位于胸前壁正中的长方形扁骨，由**胸骨柄**、**胸骨体**和**剑突**三部分构成（图 1-1）。胸骨柄与胸骨体交界处有微向前凸的横嵴，称**胸骨角**，在体表可摸到，其外侧平对第 2 肋，是计数肋的重要标志。

3. 肋 肋由**肋骨**和**肋软骨**构成，共 12 对。第 1～7 对肋前端与胸骨连接，称为**真肋**；第 8～10 对肋前端借肋软骨与上位肋软骨连接，形成**肋弓**，称**假肋**；第 11、12 对肋前端游离，称**浮肋**（图 1-1）。

五、颅 骨

成人 23 块颅骨连结成**颅**，并围成颅腔、骨性鼻腔、骨性口腔，容纳、支持和保护脑、感觉器以及消化、呼吸系统的起始部。颅位于脊柱的上方，按位置分脑颅和面颅两部分。

脑颅骨包括**额骨**、**筛骨**、**蝶骨**、**枕骨**各 1 块，**颞骨**、**顶骨**各 1 对，他们共同围成颅腔，支持和保护脑。颅腔的顶称颅盖，底称颅底。

面颅骨构成颅面，由 15 块骨构成，其中成对的有**上颌骨**、**颧骨**、**鼻骨**、**泪骨**、**腭骨**、**下鼻甲**，不成对的有**下颌骨**、**舌骨**、**犁骨**（图 1-8）。

颅顶称颅盖，有呈"工"字形的 3 条缝。额骨与两侧顶骨连接处为**冠状缝**，顶骨间的缝为**矢状缝**，左、右顶骨与枕骨之间的缝称**人字缝**。

颅侧面中部有**外耳门**，自外耳门向前有一骨梁，称**颧弓**。外耳门后方向下的突起称**乳突**。在颞窝底的前下部，有额、顶、颞、蝶 4 骨会合处呈"H"形的缝，称**翼点**，内面紧邻脑膜中动脉（图 1-7）。

由于居颅腔内的脑底面位置高低不平，致使颅底内面形成阶梯状的 3 个窝，包括前部最高的**颅前窝**、中部的**颅中窝**和后部最低的**颅后窝**（图 1-9）。

颅的前面中部有呈梨形的梨状孔向后通骨性鼻腔，其上外方为容纳视器的两眶，下方为由上颌骨、腭骨和下颌骨围成的骨性口腔（图 1-7）。

胎儿时期由于脑和感觉器官的发育早于上、下颌骨等咀嚼和呼吸器官，而鼻旁窦尚不发达，致使新生儿的脑颅大于面颅，而且新生儿颅顶骨尚未完全发育，骨与骨之间的间隙较大,被结缔组织膜所封闭,称**颅囟**。最大的囟位于矢状缝与冠状缝相交处,呈菱形,称**前囟**或**额囟**,于生后1～2岁期间闭合。在矢状缝与人字缝相接处呈三角形的颅囟,称为**后囟**或**枕囟**,在生后6～8周闭合(图1-10)。

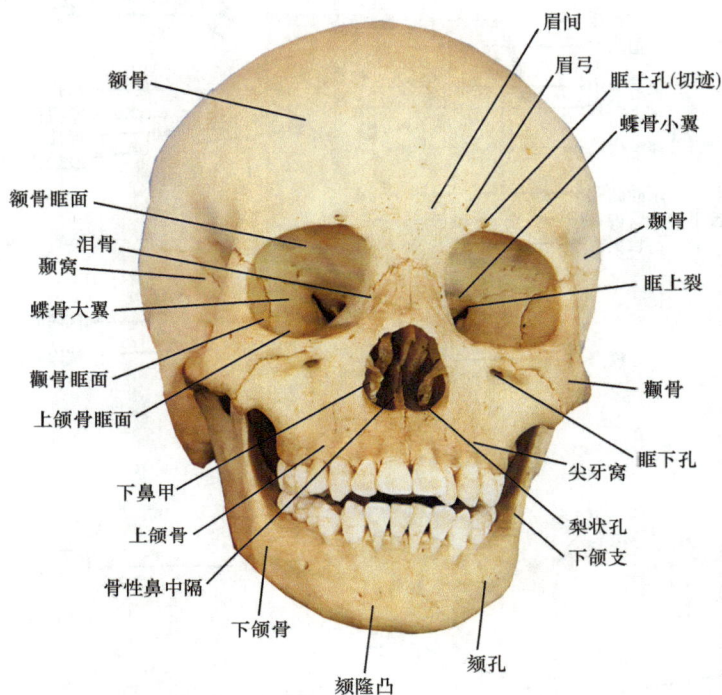

图1-7 颅骨前面观

额骨
眉间
眉弓
眶上孔(切迹)
蝶骨小翼
颞骨
额骨眶面
泪骨
颞窝
蝶骨大翼
颧骨眶面
上颌骨眶面
眶上裂
颧骨
眶下孔
尖牙窝
梨状孔
下颌支
下鼻甲
上颌骨
骨性鼻中隔
下颌骨
颏隆凸
颏孔

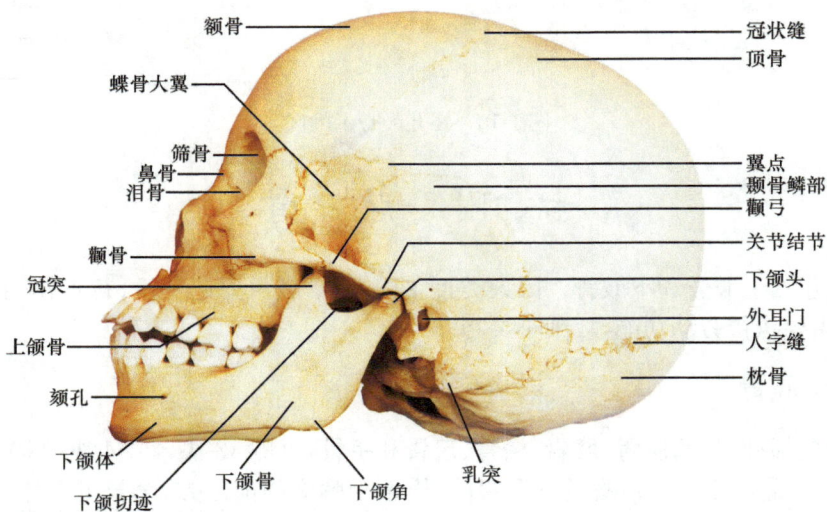

图1-8 颅骨外侧面观

额骨
冠状缝
顶骨
蝶骨大翼
翼点
颞骨鳞部
颧弓
关节结节
下颌头
外耳门
人字缝
枕骨
筛骨
鼻骨
泪骨
颧骨
冠突
上颌骨
颏孔
下颌体
下颌切迹
下颌骨
下颌角
乳突

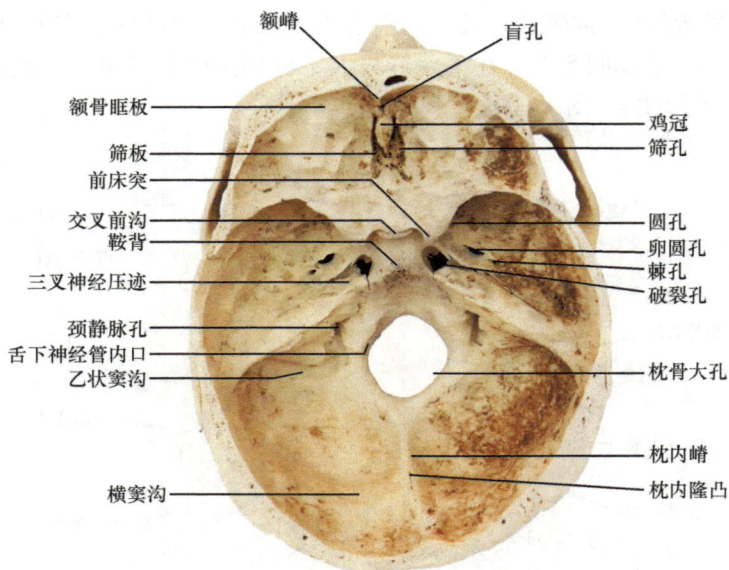

图 1-9　颅底内面观

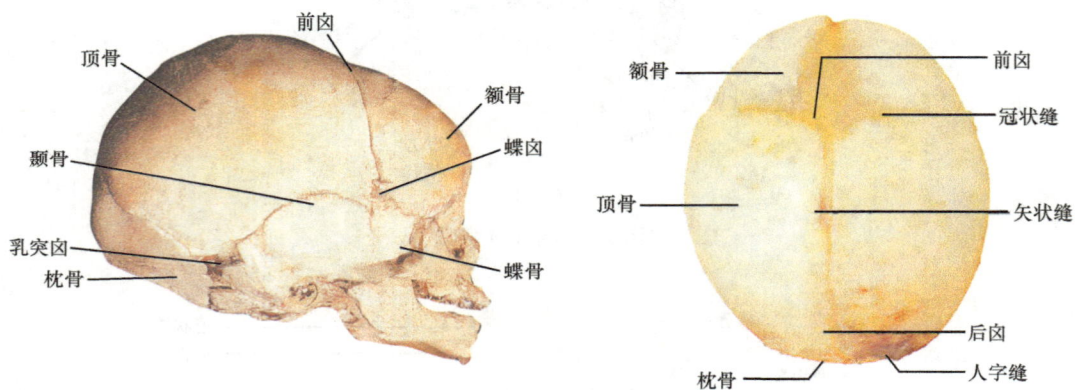

图 1-10　婴儿颅骨示颅囟

六、附 肢 骨

附肢骨包括上肢骨和下肢骨。因人类直立行走,下肢主要起负重、行走作用,故较粗大壮实;上肢主要执行劳动功能,故细小灵巧。

(一) 上肢骨

上肢骨包括**锁骨**、**肩胛骨**、**肱骨**、**桡骨**、**尺骨**和**手骨**,每侧 32 块,共 64 块(图 1-11)。

1. 锁骨　锁骨(图 1-11)略呈 S 形弯曲,横架于胸廓的前上方,全长可在体表摸到。内侧端粗大称为**胸骨端**,与胸骨柄的锁切迹形成胸锁关节。外侧端扁平称**肩峰端**,有小关节面与肩胛骨的肩峰相关节。

2. 肩胛骨　肩胛骨(图 1-11)是呈三角形的扁骨,贴附于胸廓后外侧上份的第 2～7 肋骨之间,分为 2 个面、3 个缘和 3 个角。肩胛骨的**上缘**薄而最短,靠近外侧有**肩胛切迹**。自切迹外侧有一向前弯曲的指状突起,称为**喙突**。**外侧缘**肥厚,邻近腋窝。**内侧缘**锐薄而长,

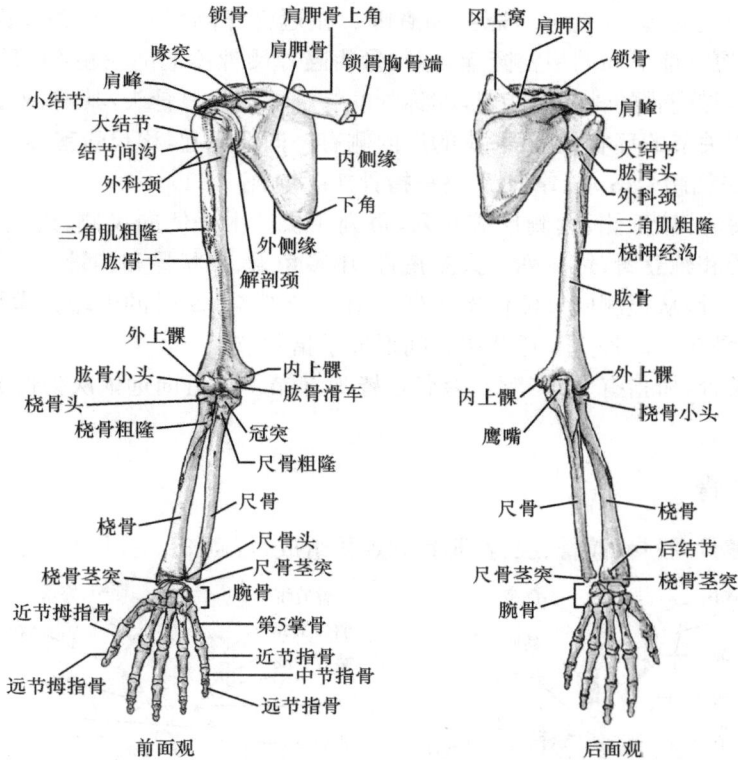

图中标注（前面观）：锁骨、肩胛骨上角、肩胛骨、锁骨胸骨端、喙突、肩峰、小结节、大结节、结节间沟、外科颈、三角肌粗隆、肱骨干、内侧缘、下角、外侧缘、解剖颈、外上髁、肱骨小头、桡骨头、桡骨粗隆、桡骨、内上髁、肱骨滑车、冠突、尺骨粗隆、尺骨、尺骨头、尺骨茎突、桡骨茎突、腕骨、第5掌骨、近节拇指骨、近节指骨、中节指骨、远节拇指骨、远节指骨

图中标注（后面观）：冈上窝、肩胛冈、锁骨、肩峰、大结节、肱骨头、外科颈、三角肌粗隆、桡神经沟、肱骨、内上髁、外上髁、桡骨小头、鹰嘴、尺骨、桡骨、后结节、尺骨茎突、桡骨茎突、腕骨

前面观　　　　后面观

图 1-11　上肢骨

对向脊柱。**外侧角**肥厚，是外侧缘与上缘之间的会合处。将朝向外侧的梨形关节面，称**关节盂**，与肱骨头相关节。在盂的上、下方各有一小的粗糙隆起，分别称为**盂上结节**和**盂下结节**。骨的前面为一大浅窝，称**肩胛下窝**。后面有一斜向外上的骨嵴，称**肩胛冈**。肩胛冈的上、下方分别为**冈上窝**和**冈下窝**。

3. 肱骨　肱骨分为一体和上、下端。肱骨的上端膨大，有一向上后内方呈球形的**肱骨头**，与肩胛骨的关节盂形成肩关节。头周围形成稍缩窄的环形沟，称**解剖颈**。在上端外侧和前方各有一突起，分别称为**大结节**和**小结节**。两结节向下延伸的骨嵴分别为**大结节嵴**和**小结节嵴**，两个结节间的纵沟，称**结节间沟**。肱骨的上端与体交界处较细，称**外科颈**，此处较易发生骨折。肱骨的下端前后略扁，略向前弯曲。下端外侧份有呈半球形的**肱骨小头**，与桡骨头相关节；内侧份有形如滑车的**肱骨滑车**，与尺骨的滑车切迹相关节。肱骨小头与滑车前上方各有一窝，分别称**桡窝**和**冠突窝**；滑车后面上方的深窝为**鹰嘴窝**。在肱骨下端内、外两侧各有一突起，分别称为**内上髁**和**外上髁**。围绕内上髁后下方有一浅沟，称**尺神经沟**，有尺神经通过。

4. 桡骨　桡骨 radius 是（图 1-11）位于前臂外侧的长骨，分一体两端。上端比下端细小，其顶端稍膨大，称**桡骨头**，其上面的关节凹与肱骨小头相关节；头周围的环状关节面与尺骨桡切迹形成**桡尺近侧关节**。头下方缩细的部分称**桡骨颈**。桡骨体呈三棱柱形，内侧缘为锐薄的**骨间缘**。体的上份前内侧处，有呈卵圆形隆起的**桡骨粗隆**。下端略弯句前，左右较宽，其外侧的向下突起称**桡骨茎突**。下端内侧面的关节面，称为**尺切迹**；下面的腕关节面与腕骨相关节。

5. 尺骨　尺骨 ulna（图 1-11）是位于前臂内侧的长骨，也分为一体两端。上端粗大，下端较小。上端的前面有呈半月形凹陷的**滑车切迹**，与肱骨滑车相关节。在切迹的前下方和后上方各有一明显突起,分别称为**冠突**和**鹰嘴**。在冠突外侧面有一小关节面为**桡切迹**,与桡骨头相关节;冠突前下面的粗糙隆起,称**尺骨粗隆**。尺骨体上部较粗,下部较细且呈圆柱状,外侧缘锐薄,与桡骨的骨间缘相对,亦称骨间缘。下端为尺骨头,其前、外、后3个面有与桡骨的尺切迹相关节的**环状关节面**;头的后内侧有一向下突起,称**尺骨茎突**。

6. 手骨 包括腕骨8块、掌骨5块和指骨14块(图1-11)。

腕骨皆为短骨,按近侧、远侧排成两列,每列4块。由桡侧向尺侧,近侧列依次为**手舟骨**、**月骨**、**三角骨**和**豌豆骨**;远侧列为**大多角骨**、**小多角骨**、**头状骨**和**钩骨**。

掌骨属于长骨,从桡侧向尺侧依次排列为第1~5掌骨,掌骨的近端为**掌骨底**、中部为**掌骨体**、远端为**掌骨头**。掌骨头与近节指骨间形成掌指关节。

指骨亦属长骨,拇指有2节指骨,余各指皆为3节。由近向远依次为近节指骨、中节指骨和远节指骨。

(二) 下肢骨

下肢骨由**髋骨**、**股骨**、**髌骨**、**胫骨**、**腓骨**和**足骨**组成,每侧31块,共62块(图1-12)。

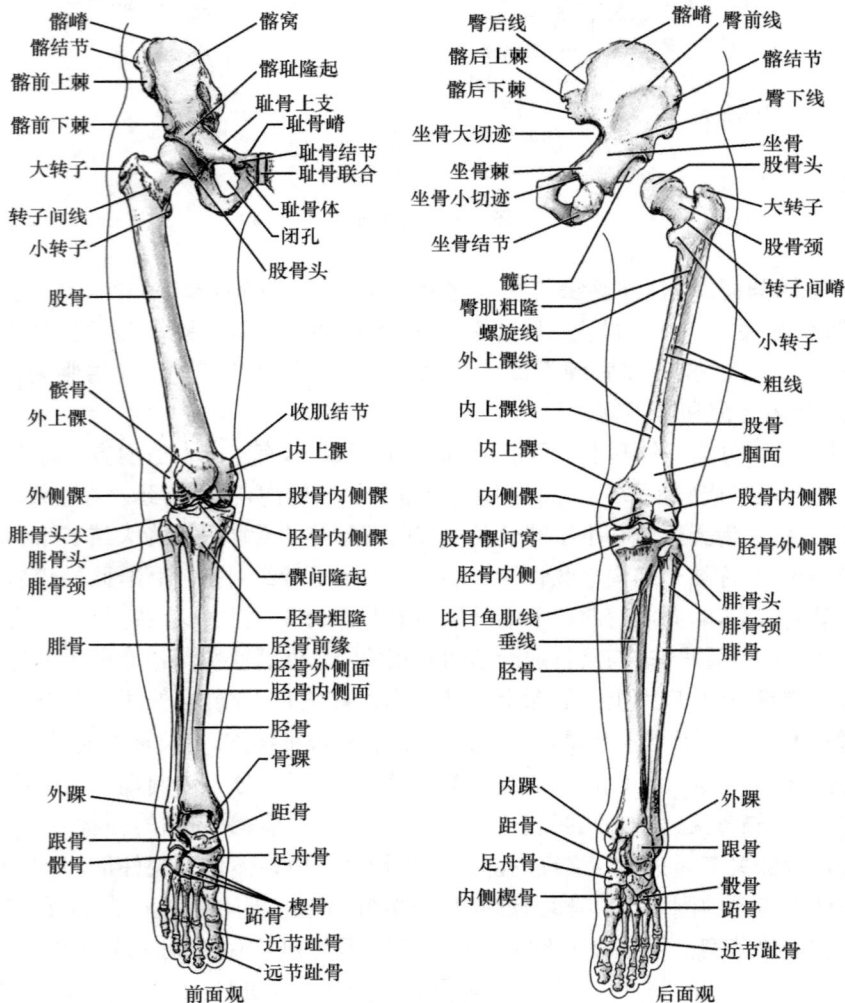

图 1-12　下肢骨

1. 髋骨　髋骨(图 1-12)由**髂骨**、**坐骨**和**耻骨**融合而成。三块骨在幼年时期借透明软骨结合,16 岁后逐渐骨化,融合成髋骨。髋骨外面中央的圆形深窝,称**髋臼**,为三块骨的体融合之处。髋臼内的半月形关节面为**月状面**,与股骨头相关节;窝的中央未形成关节面的部分,称为**髋臼窝**;其下缘缺口处,称**髋臼切迹**。髋臼下方有一大孔,称**闭孔**,由耻骨与坐骨围成,通常有闭孔膜封闭。

髂骨居髋骨的后上部,分为肥厚粗壮的**髂骨体**和扁阔的**髂骨翼**两部分。

坐骨分为**坐骨体**和**坐骨支**。坐骨体粗壮,构成髋臼的后下 2/5。由体向后下伸出的突起为坐骨支,其下端后下份的肥厚粗大处,称**坐骨结节**,是坐骨最低处。坐骨体后缘的三角形突起为**坐骨棘**,棘的上、下方各有一切迹,上方的为**坐骨大切迹**,下方的为**坐骨小切迹**。

耻骨位居髋骨的前下部,分为**耻骨体**、**耻骨上支**和**耻骨下支**。耻骨梳前端的圆形隆起,称**耻骨结节**。耻骨结节向内侧延伸至前正中线的骨嵴,称为**耻骨嵴**。耻骨上支末端急转向下成为耻骨下支,末端与坐骨支相接。两耻骨相对的长圆形粗糙面,称**耻骨联合面**。

2. 股骨　股骨(图 1-12)为全身最长最粗壮的长骨,全长约占身高的 1/4,可分为一体和上、下两端。上端有一朝向内上方的半球形的**股骨头**,与髋臼形成**髋关节**。头中央稍下方有一小凹,称**股骨头凹**;头的外下方缩细部分为**股骨颈**。在颈与体交界处上外侧的大隆起为**大转子**,内下方的突起称**小转子**。股骨体呈弓状略凸向前。下端略向后弯曲成两个向下后方的膨大,分别称**内侧髁**和**外侧髁**,二者间的深窝为**髁间窝**,两髁的关节面在前面会合成**髌面**。内外侧髁的侧面最突起处,分别称为**内上髁**和**外上髁**。

3. 髌骨　髌骨(图 1-12)位于膝关节前方的股四头肌肌腱内,是全身最大的籽骨。髌骨略呈三角形,上宽为**髌底**,下尖为**髌尖**,前面粗糙,后面为与股骨髌面相关节的关节面。

4. 胫骨　胫骨(图 1-12)位于小腿的内侧,呈三棱柱状,对支撑体重起重要作用。胫骨也分为一体两端。上端膨大,向两侧突出,形成内侧髁和外侧髁,两髁之间向上的隆起,称**髁间隆起**。外侧髁后下方的一小关节面称为腓关节面,与腓骨头相关节。上端前面,有一呈“V”字形的隆起称**胫骨粗隆**。下端的下面为下关节面;内下方的突起称**内踝**;外侧凹陷形成**腓切迹**,容纳腓骨下端。

5. 腓骨　腓骨(图 1-12)位于小腿外侧,外形细长,可分两端一体。上端稍膨大称**腓骨头**,其前内侧的关节面与胫骨相关节;下方缩窄为**腓骨颈**。下端膨大部称**外踝**,其内侧面有外踝关节面。腓骨无承重功能。

6. 足骨　足骨由 7 块**跗骨**、5 块**跖骨**和 14 块**趾骨** 3 部分组成(图 1-12)。

跗骨属于短骨,相当于腕骨,按近、远侧排成两列。近侧列有**跟骨**、**距骨**和**足舟骨**。远侧列由内侧向外侧依次为**内侧楔骨**、**中间楔骨**、**外侧楔骨**和**骰骨**。距骨位居附骨的最上方,与胫骨形成关节;跟骨位于距骨下方;足舟骨介于距骨与 3 块楔骨之间。

跖骨与手的掌骨相当,由内侧向外侧依次排列为第 1～5 跖骨。

趾骨除踇趾为 2 节外,余各趾均为 3 节,分别命名为**近节趾骨**、**中节趾骨**和**远节趾骨**。

第二章　关　节　学

骨与骨之间的连结装置,称**骨连结** articulation。按其连结形式,可分为**直接连结**和**间接连结**两种(图 2-1)。

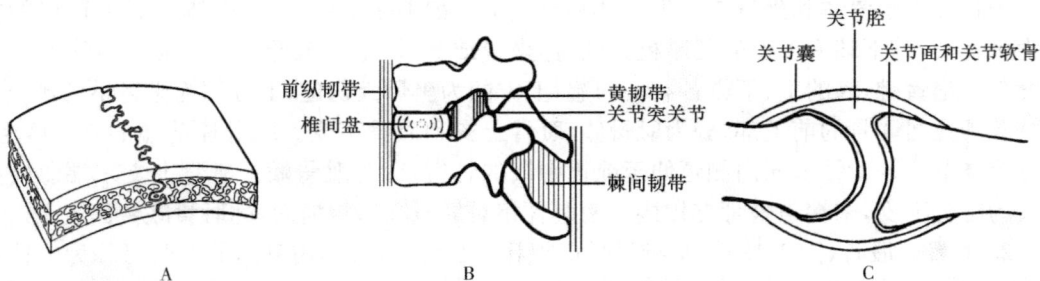

图 2-1　骨连结基本类型
A. 缝隙连结;B. 软骨和韧带连结;C. 滑膜关节

一、骨连结种类

(一)直接连结

直接连结是指骨与骨之间借纤维结缔组织、软骨组织或骨组织相连,较牢固,不活动或少许活动。例如颅缝、耻骨联合、椎间盘等。

(二)间接连结

间接连结又称**滑膜关节**或**关节**,其相对骨面间相互分离,借其周围的结缔组织相连结,一般具有较大的活动性。

1. 关节的基本结构　每个关节都具备关节面、关节囊和关节腔 3 种结构,称关节的基本结构(图 2-1C)。**关节面**是参与组成关节的各相关骨的接触面。关节面上覆盖一薄层透明软骨,称**关节软骨**,其表面光滑,有弹性,可减少运动时的摩擦,并有缓冲作用。**关节囊**为结缔组织膜构成的囊,分内、外两层。**外层**为纤维膜,由致密结缔组织构成,厚而坚韧,两端附着于关节面周缘及其附近的骨面;**内层**为滑膜,衬于关节囊纤维膜内面,起到密封关节腔的作用,并能分泌滑液起滑润作用。**关节腔**是关节软骨与滑膜围成的密闭腔隙,内含少量滑液,有润滑关节、减少摩擦的作用。腔内为负压,有维持关节的稳定的作用。

2. 关节的辅助结构　某些关节除具备上述基本结构外,还另有一些辅助结构,以增加关节的稳固性和灵活性,如韧带(图 2-1B)、关节盘、关节唇等。

3. 关节的运动形式　关节的运动一般都是围绕一定的运动轴而转动,围绕某一运动轴可产生两种方向相反的运动形式。根据运动轴的方位不同,关节的运动形式可分为以下 4 组:

(1) **屈和伸**:是指关节围绕冠状轴所进行的运动。一般两骨之间夹角变小为**屈**,反之为**伸**。

(2) **内收和外展**:是指关节围绕矢状轴所进行的运动。骨向正中矢状面靠拢为**内收**,反之为**外展**。

（3）**旋转**：是指关节围绕垂直轴所进行的运动，骨的前面转向内侧为**旋内**，反之为**旋外**。在前臂则称旋前和旋后，手背转向前方为**旋前**，反之为**旋后**。

（4）**环转**：骨的近端在原位转动，远端作圆周运动，称**环转**。这实际上是屈、伸、收、展、旋转运动的综合动作。

二、脊 柱

椎骨之间借椎间盘、韧带和关节相连。24 块椎骨、1 块骶骨和 1 块尾骨借骨连结构成了位于人体背部正中的**脊柱**，支撑着头部和躯干。

椎间盘是连结相邻两个椎体间的纤维软骨盘。连接椎骨的韧带包括：**前纵韧带**，位于所有椎体及椎间盘前面的一束坚固的纤维束，有限制脊柱过度后伸的作用。**后纵韧带**，位于椎管前壁所有椎体及椎间盘的后面，有限制脊柱过度前屈的作用。还有**黄韧带、棘间、棘上韧带**等。**椎间关节**为上、下关节突之间的关节，属于微动关节。

脊柱因年龄、性别和发育不同而各有差异。

脊柱前面观：椎体自上而下逐渐增大，到骶骨上端最宽，自此以下体积缩小，这与脊柱的承重有关。**脊柱后面观**：棘突纵列成一条直线，各部棘突形态各异：颈椎棘突短，末端分叉，但隆椎棘突却长而突出；胸椎棘突长，斜向后下方，呈叠瓦状；腰椎棘突呈板状，水平向后伸，棘突间隙较宽，是腰椎穿刺的常选部位。**脊柱侧面观**：可见脊柱有 4 个生理性弯曲，颈曲和腰曲凸向前，是在出生后发育过程中，随着抬头、坐立而相继形成的；胸曲和骶曲凸向后，在胚胎时期已形成。脊柱生理性弯曲增大了脊柱的弹性，有利于维持身体的平衡（图 2-2）。

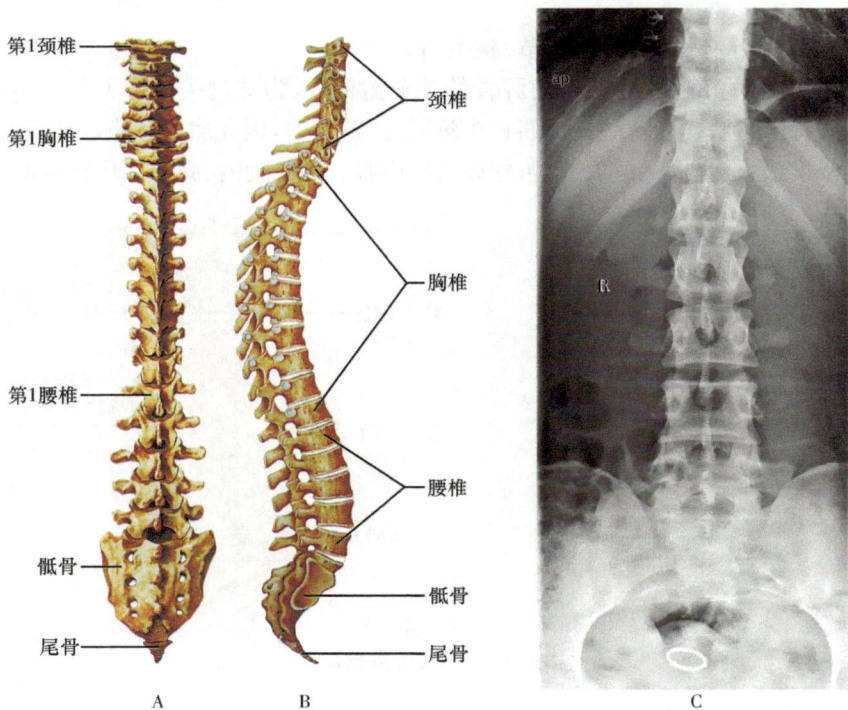

图 2-2 脊柱
A. 脊柱后面观；B. 脊柱侧面观；C. 脊柱 X 线形态

脊柱除支持身体,保护脊髓和内脏外,还有运动功能。相邻椎骨间的连结稳固,活动性范围很小,但各椎间盘和关节突关节运动范围的总和很大,可作屈、伸、侧屈,旋转和环转运动。

<h2 style="text-align:center">三、胸　　廓</h2>

胸廓是由 12 块胸椎、12 对肋及 1 块胸骨连结构成的。

成人胸廓呈前后略扁的圆锥形。**胸廓上口**较小,自后上向前下方倾斜,由第 1 胸椎体、第 1 肋和胸骨柄上缘围成,是颈部与胸腔之间的通道;**胸廓下口**较大,由第 12 胸椎、第 12、11 肋骨前端、肋弓和剑突围成。两侧肋弓之间的夹角称**胸骨下角**。相邻两肋之间的间隙称**肋间隙**,共有 11 对(图 1-1)。

胸廓的形状和大小与年龄、性别、体型、健康状况等因素有关。新生儿胸廓横径与前后径近似,呈桶状;老年人胸廓则扁而长。成年女性的胸廓短而圆,各径线均小于男性。

佝偻病患儿的胸廓前后径大,胸骨向前突出,形成所谓"鸡胸"。肺气肿患者的胸廓各径线都增大,形成"桶状胸"。

胸廓除具有保护、支持功能外,主要参与呼吸运动。吸气时,在肌的作用下,肋前端上提,胸骨抬高并前移,肋体向外扩展,胸廓前后径和横径都增大,胸腔容积扩大;呼气时则相反。

<h2 style="text-align:center">四、上肢的连结</h2>

上肢骨连结主要有肩关节、肘关节、腕关节。

1. 肩关节　肩关节由肱骨头与肩胛骨的关节盂构成,为球窝关节。关节盂小而浅,肱骨头大,关节囊薄而松弛,囊内有肱二头肌长头腱通过(图 2-3),因此肩关节稳定性较差。肩关节是全身运动幅度最大,最灵活的关节,可作屈、伸、内收、外展、旋内、旋外和环转运动。

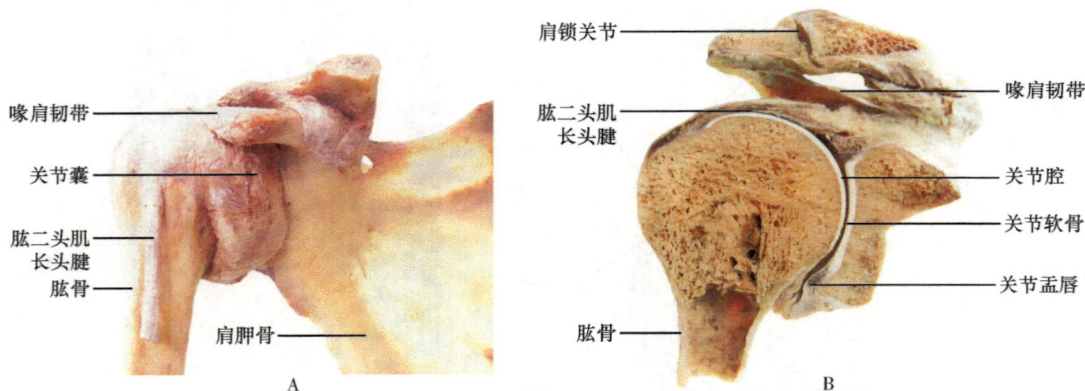

图 2-3　肩关节
A. 外面观;B. 冠状面观

2. 肘关节　肘关节由肱骨下端与尺、桡骨上端构成,包括 3 个关节:①**肱尺关节**由肱骨滑车与尺骨的滑车切迹构成;②**肱桡关节**由肱骨小头与桡骨头关节凹构成;③**桡尺近侧关**

节由桡骨头环状关节面与尺骨桡切迹构成。3 个关节包在一个关节囊内。

肘关节可作屈、伸运动。

3. 桡腕关节 桡腕关节又称**腕关节**，是由桡骨的腕关节面与尺骨头下方的关节盘共同构成的关节窝，与手舟骨、月骨和三角骨的近侧关节面共同组成关节头。关节囊松弛，其前、后和两侧有韧带加强。桡腕关节可作屈、伸、收、展和环转运动。

五、下肢的连结

1. 骶髂关节 骶髂关节由骶、髂两骨的耳状面构成。关节面对合紧密，关节囊紧张，周围有强厚的韧带加强，连结牢固，活动性甚微。

2. 耻骨联合 耻骨联合由两侧耻骨联合面借纤维软骨构成的耻骨间盘连结而成。

3. 骨盆 骨盆由左、右髋骨与骶、尾骨及其间的骨连结构成。从骶骨岬经两侧弓状线、耻骨梳、耻骨结节至耻骨联合上缘形成的环形线称**界线**。骨盆以界线为界分为上部的**大骨盆**和下部的**小骨盆**两部分。小骨盆的上口称**骨盆上口**，由界线围成。**骨盆下口**由尾骨尖、骶结节韧带、坐骨结节、坐骨支、耻骨支和耻骨联合下缘围成。两侧坐骨支与耻骨下支连成耻骨弓，它们之间的夹角称**耻骨下角**。骨盆上、下口之间的腔称**骨盆腔**（图 2-4）。

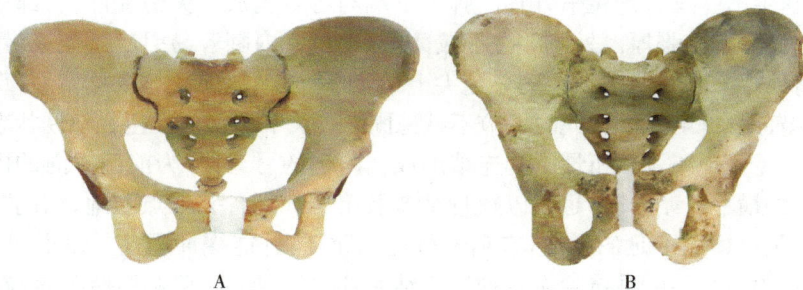

图 2-4 骨盆
A. 女性；B. 男性

骨盆具有承受、传递重力和保护盆内器官的作用。在女性，骨盆还是胎儿娩出的产道。由于成年女性骨盆与妊娠和分娩机能相适应，故两性在形态上差别显著。

4. 髋关节 髋关节由髋臼与股骨头构成。髋臼深，周缘附有**髋臼唇**。髋臼切迹被**髋臼横韧带**封闭。关节囊厚而坚韧。关节囊内有**股骨头韧带**，它连于股骨头凹与髋臼横韧带之间，内含营养股骨头的血管（图 2-5）。

髋关节可作屈、伸、收、展、旋内、旋外和环转运动，其运动幅度远不及肩关节，但具有较大的稳固性，以适应下肢负重行走功能的需要。

5. 膝关节 膝关节由股骨下端、胫骨上端和髌骨构成，是人体最大最复杂的关节。髌骨与股骨的髌面相对，股骨内、外侧髁分别与胫骨内、外侧髁相对。膝关节囊薄而松弛，其前方有股四头肌腱及由其延续而成的厚而强韧的**髌韧带**。关节囊内有**前交叉韧带**、**后交叉韧带**，可防止胫骨向前、后移位。在股骨与胫骨的关节面之间垫有两块半月形的纤维软骨板，分别称**内侧半月板**和**外侧半月板**。半月板下面平坦，上面凹陷，分别与胫骨、股骨的关节面相适应，增强了关节的稳固性，还可起缓冲作用（图 2-6）。

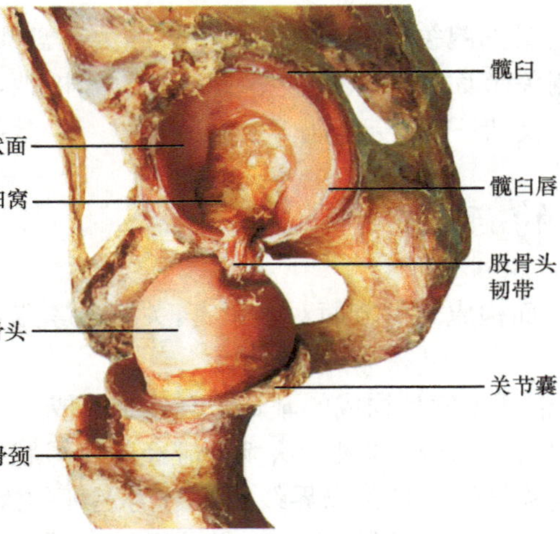

图 2-5 髋关节

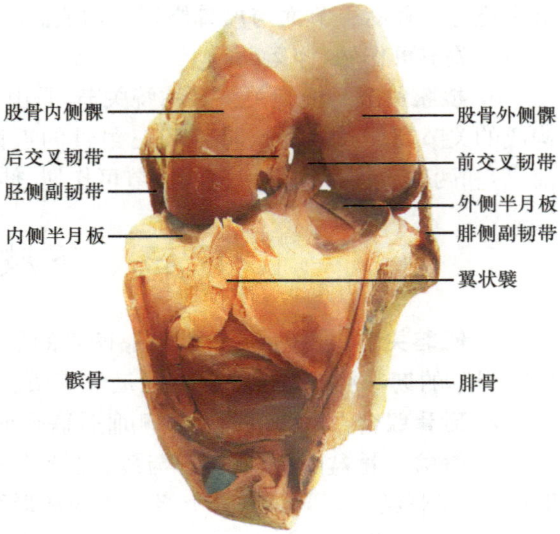

髋臼
月状面
髋臼窝
股骨头
股骨颈
髋臼唇
股骨头韧带
关节囊

图 2-6 膝关节

股骨内侧髁
后交叉韧带
胫侧副韧带
内侧半月板
髌骨
股骨外侧髁
前交叉韧带
外侧半月板
腓侧副韧带
翼状襞
腓骨

膝关节的运动主要是屈、伸，在半屈位时，还可作小幅度的旋内、旋外运动。

6. 距小腿关节 又称**踝关节**，由胫、腓骨下端与距骨构成。关节囊前、后部松弛，两侧有韧带加强。内侧韧带较强厚。外侧的韧带较薄弱，足过度内翻容易引起外侧韧带扭伤。距小腿关节能作背屈（伸）和跖屈（屈）运动。足尖上抬，足背向小腿前面靠拢称**背屈**，反之称**跖屈**。跖屈时还可作轻度的侧方运动，此时关节不够稳固。踝关节扭伤多发生在跖屈状态下。

7. 足弓 足弓是跗骨和跖骨借其连结形成凸向上的弓，可分为前后方向的内、外侧纵弓和内外侧方向的横弓。站立时，足仅以跟骨结节及第1、5跖骨头三点着地，如同"三脚架"，保证站立稳定。足弓增加了足的弹性，有利于行走和跳跃，并能缓冲震荡。足弓可保护足底血管、神经免受压迫。足弓的维持除靠各骨的连结之外，足底韧带、肌和肌腱的牵拉也起重要作用。如果这些韧带、肌和肌腱发育不良或损伤，便可造成足弓塌陷，成为扁平足（图 2-7）。

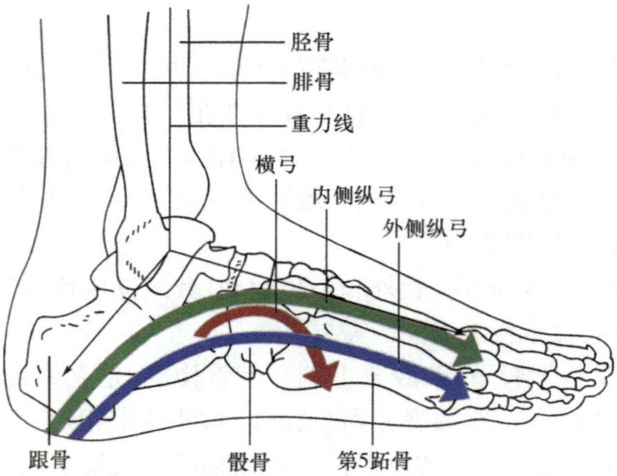

胫骨
腓骨
重力线
横弓
内侧纵弓
外侧纵弓
跟骨
骰骨
第5跖骨

图 2-7 足弓

第三章 肌 学

运动系统的肌均属骨骼肌,在神经系统的支配下可随人的意志而收缩,所以又称随意肌,收缩时能引起关节的运动或维持身体的特定姿势。

骨骼肌约有 640 余块,分布广泛,约占体重的 40％。每块肌都有一定的形态、结构、位置和辅助装置,有丰富的血管、淋巴管分布,并有一定的神经支配,所以每块肌都可视为一个器官。

一、肌的分类和构造

按肌的形态不同,可分为长肌、短肌、扁肌和轮匝肌 4 种(图 3-1)。

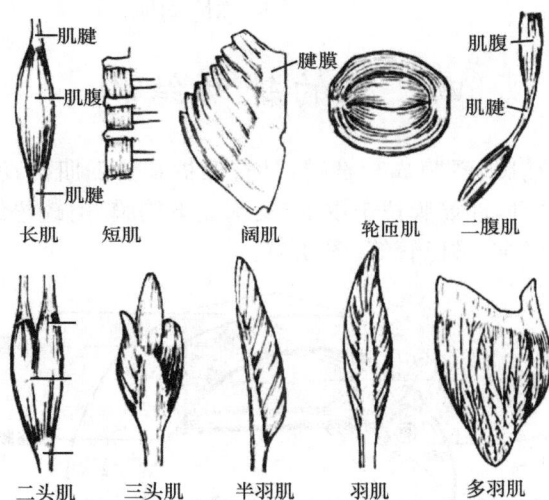

图 3-1 肌的形态

每块骨骼肌都由肌腹和肌腱构成。**肌腹**由肌纤维构成,柔软而色红,具有收缩和舒张能力。**肌腱**由胶原纤维束构成,坚韧而色白,无收缩能力,附着于骨。长肌的肌腹呈长梭形,位于中部,腱呈细索状位于两端。扁肌的肌腹和肌腱均呈薄片状,其肌腱称**腱膜**。

二、肌的起止点和作用

肌以两端附着于两块或两块以上的骨面上,通常越过一个或几个关节(图 3-2)。肌收缩时,一骨位置相对固定,另一骨相对移动。肌在固定骨上的附着点称**起点**或**定点**,在移动骨上的附着点称**止点**或**动点**。一般来说,靠近身体正中面或四肢近端的附着点为起点,反之为止点。但定点和动点是相对的,一定条件下可以转化。

骨骼肌通过收缩和舒张牵引骨产生运动作用,这种作用有两种形式:一是动力作用,通过舒、缩产生动作,如伸手、弯腰、行走、跑、跳等;另一种是静力作用,通过肌内少

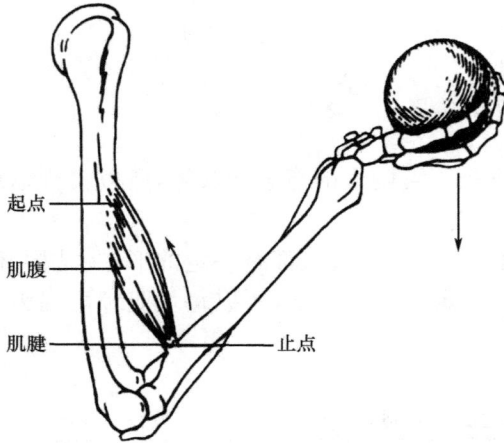

图 3-2　肌的起止和作用

量肌纤维轮流收缩,保持肌的一定张力,维持身体的某一姿势或平衡,如站、蹲姿势的保持等。

三、肌 的 配 布

肌配布的多少,与关节的运动轴相一致。单轴关节有 2 群肌,如肘关节,前方有屈肌,后方有伸肌。双轴关节有 4 群肌,如桡腕关节,既有屈肌和伸肌,又有内收肌和外展肌。多轴关节有 6 群肌,如肩、髋关节,配有屈、伸、收、展、旋内、旋外 6 群肌。每 2 群作用完全相反的肌称**拮抗肌**。一群肌中作用相同的肌称**协同肌**。

四、肌 的 辅 助 结 构

肌的辅助结构包括筋膜、滑膜囊和腱鞘,具有保护和协助肌活动的作用。筋膜遍布全身,分浅筋膜和深筋膜 2 种,浅筋膜位于皮下,又称皮下筋膜,由疏松结缔组织构成,含有脂肪、浅静脉、神经及浅淋巴结、淋巴管等(图 3-3)。

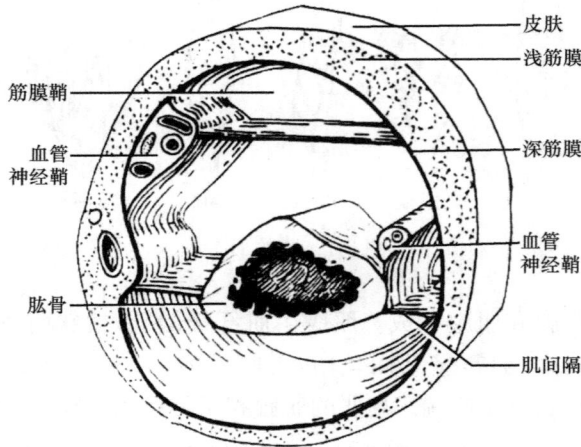

图 3-3　肌的辅助结构

五、全 身 主 要 的 肌

1. 面肌　面肌起自颅骨,止于面部皮肤,主要分布于面部口、眼、鼻等孔裂周围,有环形肌和辐射肌 2 种,收缩时闭合或开大孔裂,同时牵动面部皮肤显示出喜、怒、哀、乐等各种表情,故面肌又称**表情肌**。

面肌主要有枕额肌、眼轮匝肌和口轮匝肌等(图 3-4)。

2. 咀嚼肌　咀嚼肌包括咬肌、颞肌、翼内肌和翼外肌,为运动颞下颌关节的肌(图 3-5)。

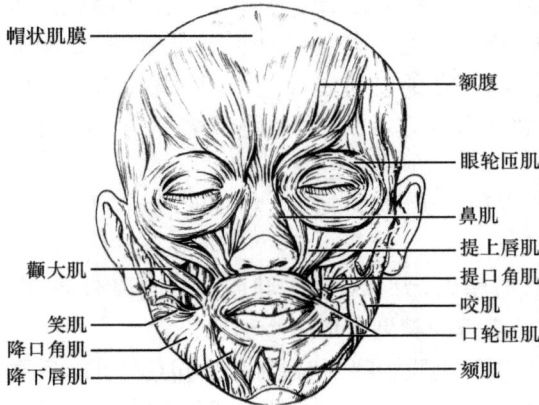

图 3-4　表情肌

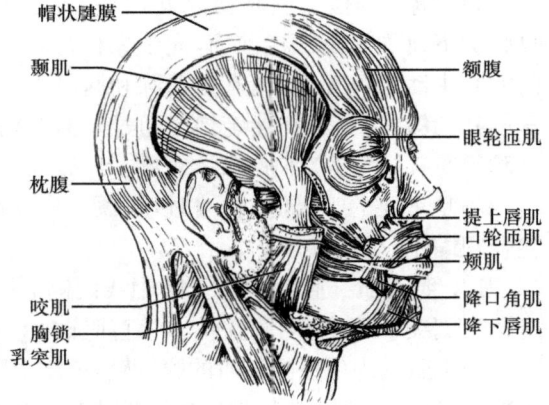

图 3-5　头在肌侧面观

3. 胸锁乳突肌(图 3-5)　胸锁乳突肌为颈浅群肌,位于颈部两侧。起自胸骨柄、锁骨内侧端,二头合并向后上方行走,止于颞骨乳突。一侧收缩,头偏向同侧,脸转向对侧;两侧同时收缩头后仰。

4. 斜方肌　斜方肌位于项部和背上部浅层,一侧呈三角形,两侧合并为斜方形(图 3-8)。起自枕外隆凸、全部胸椎棘突,肌束向外上止于锁骨外侧份、肩峰、肩胛冈。上部、下部肌束收缩,可上提、下降肩胛骨;一侧收缩,使头偏向同侧;两侧收缩,可使头后仰。斜方肌瘫痪可出现"塌肩"。

5. 背阔肌　背阔肌为全身最大的扁肌,位于背下部,起自第 6 胸椎棘突以下的全部椎骨棘突和髂嵴后部,肌束斜向外上,止肱骨小结节下方。收缩时可使肩关节内收、旋内和后伸(图 3-8)。

图 3-6　膈肌、腰大肌、髂肌

6. 菱形肌　菱形肌位于斜方肌的深面,为菱形的扁肌,起自第 6、7 颈椎和第 1~4 胸椎的棘突,止于肩胛骨的内侧缘。作用:上提和使肩胛骨向脊柱靠拢。

7. 竖脊肌　竖脊肌为背肌中最长、最大的肌,纵列于躯干的背面,脊柱两侧的沟内,居上述 4 块肌的深面。起自骶骨背面和髂嵴的后部,向上分出 3 群肌束,沿途止于椎骨和肋骨,向上达颞骨乳突。收缩时使脊柱后伸和仰头,一侧收缩使脊柱侧屈(图 3-8)。

8. 胸大肌　胸大肌位于胸壁浅层,起自锁骨、胸骨和 6 个肋软骨,肌束向外上集中,止于肱骨大结节嵴。收缩可使肩关节内收、旋内、前屈。上肢固定,可上提躯干,并协助吸气(图 3-8)。

9. 前锯肌　前锯肌位于胸廓侧壁,起于 1~8 肋,肌束行向后上方,经肩胛骨前方,止于肩胛骨内侧缘和下角。收缩时拉肩胛骨向前,其下部肌束可使肩胛骨下角外旋,助臂上举。

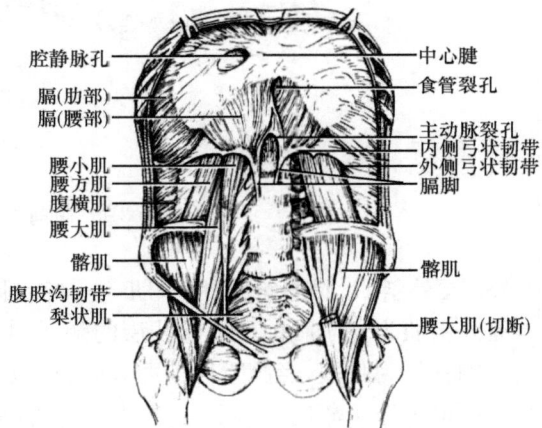

10. 肋间肌 肋间肌位于肋间,包括肋间外肌和肋间内肌。

11. 膈 膈位于胸腹交界处,为一向上膨隆的穹隆状阔肌(图3-6)。周围部为**肌质**,起自胸廓下口周缘及腰椎前面,向中央移行为腱膜,称**中心腱**。膈上有3个孔:①在第12胸椎前方有**主动脉裂孔**,孔内有主动脉和胸导管通过;②裂孔的左前方,约平第10胸椎水平有**食管裂孔**,其内有食管和迷走神经通过;③在食管裂孔右前方,约平第8胸椎水平的中心腱上有**腔静脉孔**,其内有下腔静脉通过。

膈是重要的呼吸肌,收缩时,膈顶下降,胸腔容积扩大,以助吸气;舒张时,膈顶上升,胸腔容积缩小,以助呼气。

12. 腹直肌 腹直肌位于腹中线两侧的腹直肌鞘内,为一对长带状肌。起自耻骨嵴,向上止于剑突和第5～7肋软骨。腹直肌被3～4条横行的**腱划**分成多个肌腹。

腹直肌鞘为包绕腹直肌的膜性鞘,**前层**由腹外斜肌腱膜和腹内斜肌腱膜的前层构成,**后层**由腹内斜肌腱膜的后层和腹横肌腱膜构成。但后层在脐以下4～5cm处全部移至前层,留下1个凹向下的游离缘,称弓状线。此线以下的腹直肌后面直接和腹横筋膜相贴(图3-7)。

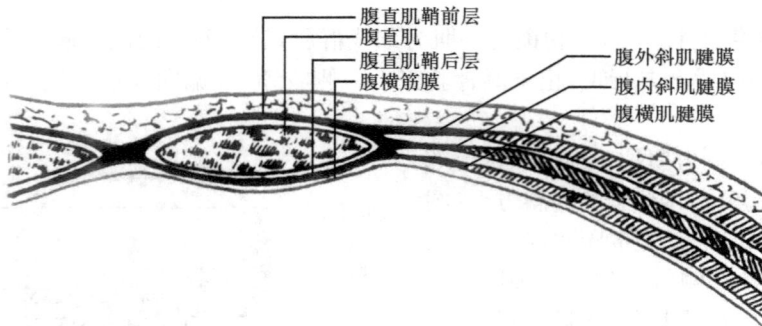

图 3-7　腹前外侧壁肌层次

13. 腹外斜肌、腹内斜肌、腹横肌 三者为腹外侧壁扁肌。

腹外斜肌为位于腹前外侧壁浅层的阔肌,起自下位8个肋的外面,肌束斜向前下,在腹直肌外侧移行为腱膜,经腹直肌前面,参与形成腹直肌鞘前层,终止于腹正中的白线。腱膜下缘卷曲增厚连于髂前上棘和耻骨结节之间,称**腹股沟韧带**。在该韧带内侧半上方,腹外斜肌腱膜有一个三角形裂口,称**腹股沟管浅环**。

腹内斜肌位于腹外斜肌深面,起自胸腰筋膜、髂嵴、腹股沟韧带外侧半,肌束呈扇形,大部分肌束向前上方,在腹直肌外缘移行为腱膜,并分成前后两层包裹腹直肌,参与腹直肌鞘前后层的组成,止于白线(图3-7)。

腹横肌位于腹内斜肌深面,起自下6肋骨、胸腰筋膜、髂嵴和腹股沟韧带外侧部,肌束横行至腹直肌外缘处形成腱膜,经过腹直肌后面,参与腹直肌鞘后层的组成,终于白线(图3-7)。

腹内斜肌和腹横肌下缘游离,呈弓形跨过男性的精索或女性的子宫圆韧带,止于耻骨梳,称为**腹股沟镰**。在男性腹内斜肌和腹横肌下部发出一些细散的肌束,包绕精索和睾丸,称为**提睾肌**,收缩时可上提睾丸。贴附于腹横肌和腹直肌鞘腹腔面的深筋膜,称**腹横筋膜**。

腹前外侧群肌形成牢固而有弹性的腹壁,保护和固定腹腔器官。腹肌收缩时可增加腹内压,协助排便、分娩、呕吐和咳嗽等功能;可使脊柱前屈、侧屈和旋转,还可降肋协助呼气。

14. 会阴肌　会阴肌是指封闭小骨盆下口的诸肌,主要有肛提肌、会阴浅横肌、会阴深横肌和尿道括约肌等。

此肌还环绕阴道,称尿道阴道括约肌。

尿生殖膈由会阴深横肌和尿道括约肌及覆盖在它们上、下面的尿生殖膈上、下筋膜构成,男性有尿道通过,女性有尿道和阴道通过。

15. 三角肌　三角肌呈三角形,位于肩部,起自锁骨外侧份、肩峰和肩胛冈,肌束从前、外、后三面包绕肩关节,止于肱骨的三角肌粗隆。收缩时,主要使肩关节外展。前部肌束可使肩关节屈和旋内,后部肌束可使肩关节伸和旋外。三角肌是临床上肌肉注射的常用部位(图3-8)。

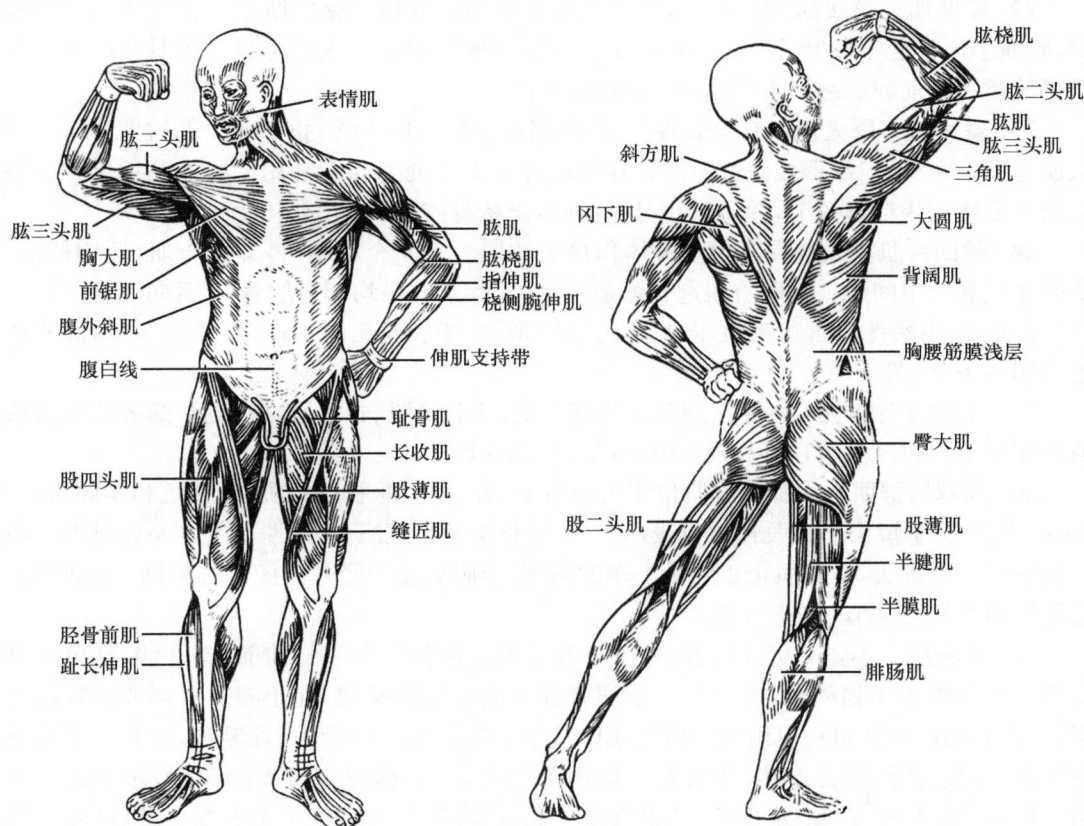

图 3-8　全身肌概观

16. 大圆肌　大圆肌起自肩胛骨下角的背面,肌束向上外方,止于肱骨小结节嵴。作用:使上臂内收和旋内。

17. 肩胛下肌　肩胛下肌位于肩胛下窝内,肌束向上外经肩关节的前方,止于肱骨小结节。作用:使上臂内收和旋内。

18. 肱二头肌　肱二头肌呈梭形,起端有2个头,长头以长腱起自肩胛骨盂上结节,通过肩关节囊,经结节间沟下降;短头在内侧,起自肩胛骨喙突。两头在臂的下部合并成1个肌腹,并以1个腱止于桡骨粗隆。作用:屈肘关节;当前臂处于旋前位时,能使其旋后。此外,还能协助屈上臂(图3-8)。

19. 肱三头肌　肱三头肌起端有3个头,长头以长腱起自肩胛骨盂下结节,向下行经大、小圆肌之间;外侧头起自肱骨后面桡神经沟的外上方的骨面;内侧头起自桡神经沟以下的骨面。向下3个头会合以一个坚韧的腱止于尺骨鹰嘴。作用:伸肘关节。长头可使上臂后伸和内收(图3-8)。

20. 前臂肌 前臂肌包绕尺、桡骨,分前群的屈肌、旋前肌共9块,后群的伸肌、旋后肌10块。

21. 手肌 手肌全部位于手的掌侧面,主要运动手指,分内侧、外侧和中间3群。**外侧群**较为发达,在手掌拇指侧形成隆起,称**鱼际**。**内侧群**在手掌小指侧,形成**小鱼际**,共3块肌。**中间群**位于掌心,共11块。

22. 髂腰肌 髂腰肌(图3-6)由腰大肌和髂肌结合而成。**腰大肌**起于腰椎体侧面和横突,**髂肌**呈扇形起于髂窝,两肌会合,向下经腹股沟韧带深面进入股部止于股骨小转子。此肌可使髋关节前屈、旋外;下肢固定,可前屈躯干。

23. 臀大肌 臀大肌起自髂骨翼外面和骶骨后面,斜向下外,止于股骨的臀肌粗隆。臀大肌宽厚,和皮下组织形成臀部隆起。在臀部外上1/4处为临床常用的肌肉注射部位。臀大肌主要作用为伸髋关节,并可防止身体前倾,维持身体平衡(图3-8)。

24. 股四头肌 股四头肌为全身体积最大的肌。有4个起始头,即股直肌、股内侧肌、股外侧肌和股中间肌。除股直肌起自髂前下棘外,其余3头均起自股骨,4肌向下合并形成1个肌腱,包绕髌骨前面和两侧,向下移为髌韧带,止于胫骨粗隆。作用:伸膝关节,股直肌还可屈髋关节(图3-8)。

25. 大腿内侧群肌 大腿内侧群肌共有5块,即**耻骨肌**、**长收肌**、**股薄肌**、**短收肌**和**大收肌**。作用是内收髋关节,所以又称为内收肌群(图3-8)。

26. 大腿后群肌 大腿后群肌位于大腿后面,有3块,即**股二头肌**、**半腱肌**和**半膜肌**(图3-8)。股二头肌短头起自股骨的粗线,股二头肌长头及半腱肌、半膜肌均起自坐骨结节。股二头肌止于腓骨头,半腱肌止于胫骨上端的内侧,半膜肌止于胫骨内侧髁的后面。3肌的主要作用均为屈膝关节、伸髋关节。

27. 小腿肌 小腿肌可分前群、外侧群和后群。前群位于小腿前面,有3块,均可伸踝关节。**外侧群**于小腿外侧,有2块。**后群**有强大的**小腿三头肌**,在小腿后方形成膨隆的外形,它由**腓肠肌**和**比目鱼肌**组成。腓肠肌以2个头分别起自股骨内、外侧髁,比目鱼肌在腓肠肌深面,起自胫、腓骨上端,两肌在小腿中部会合,向下移行为粗大的**跟腱**,止于跟骨结节。作用是使足跖屈,腓肠肌还能屈膝关节。站立位时,能固定踝关节和膝关节,防止身体前倾。

28. 足肌 分为足背肌和足底肌。

足背肌薄弱,包括伸踇趾的踇短伸肌和伸第2～5趾的趾短伸肌,位于趾长伸肌腱深面。

足底肌的配布和作用与手掌肌相似,亦分为内侧群、中间群和外侧群,但没有与拇指和小指相当的对掌肌。

第二篇 内 脏 学

第四章 内脏学概论

内脏包括消化、呼吸、泌尿和生殖 4 个系统。内脏器官主要功能是进行物质代谢和繁殖。

一、内脏的一般结构

内脏各器官从基本构造上可分为中空性器官和实质性器官两大类。中空性器官呈管状或囊状,内部均有空腔,如胃、肠、气管、膀胱等。实质性器官多数为腺体,如肝、胰、肾及生殖腺等。其表面包以结缔组织被膜,被膜深入器官实质内,将器官分隔成若干小单位,称小叶,如肝小叶。

二、胸部标志线和腹部分区

为了便于描述胸、腹腔各脏器的位置及其体表投影,通常在胸、腹部体表确定一些标志线和分区。

(一)胸部标志线(图 4-1)

1. 前正中线 沿身体前面正中线所作的垂直线。

2. 胸骨线 沿胸骨最宽处的外侧缘所作的垂直线。

3. 锁骨中线 经锁骨中点向下所作的垂直线。

4. 胸骨旁线 经胸骨线与锁骨中线之间连线的中点所作的垂直线。

5. 腋前线、后线 沿腋前襞、后襞向下所作的垂直线。

6. 腋中线 沿腋前、后线之间连线的中点所作的垂直线。

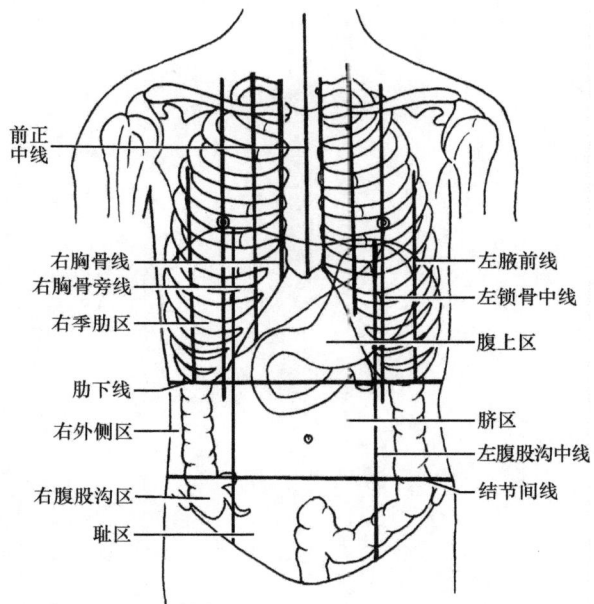

图 4-1 胸腹部的标志线及分区

7. 肩胛线 经肩胛骨下角所作的垂直线。

8. 后正中线 经身体后面正中线(经各椎骨棘突)所作的垂直线。

(二)腹部分区

通过脐作一水平线和垂直线,将腹部分为**左上腹、右上腹、左下腹**和**右下腹** 4 个区(四分法)。图 4-1 显示的为九分法。

第五章 消化系统

消化系统 digestive system 由消化管和消化腺两个部分组成(图 5-1)。消化管包括口腔、咽、食管、胃、小肠(十二指肠、空肠、回肠)和大肠(盲肠、阑尾、结肠、直肠、肛管)。常把口腔到十二指肠的这一段称**上消化道**,空肠以下的部分称**下消化道**。消化腺有小消化腺和大消化腺两种。小消化腺散在于消化管各部的管壁内(如唇腺、颊腺、胃腺和肠腺等)。大消化腺位于消化管壁外,为独立的器官,有唾液腺(腮腺、下颌下腺、舌下腺)、肝和胰(腺)。

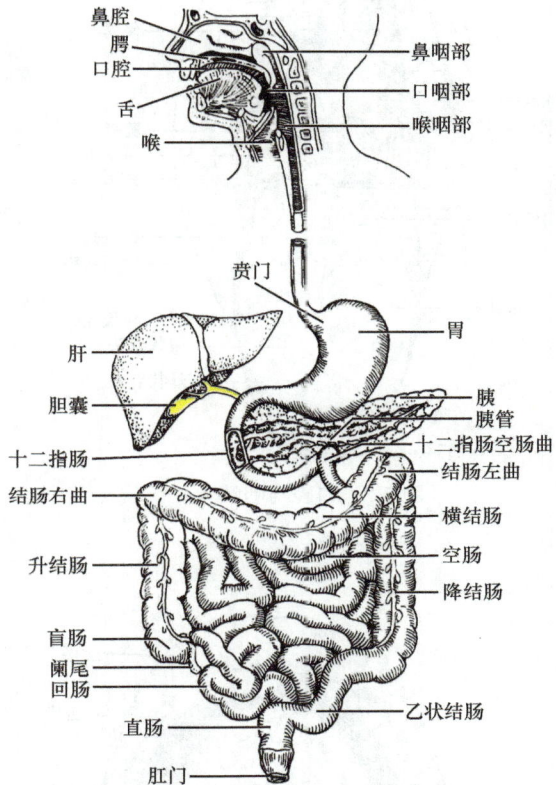

图 5-1　消化系统模式图

一、口　　腔

口腔是消化管的起始部,以骨性口腔为基础形成,前方开口为口裂,由上下唇围成;后方以咽峡与咽交通;上壁为腭;下壁为口底;两侧壁为颊。口腔以上、下牙弓(包括牙槽突、牙龈和牙列)为界,分为外部的口腔前庭和内部的固有口腔两部分。口腔内有牙和舌,并有三对唾液腺开口于口腔黏膜(图 5-2)。**腭**构成口腔的上壁,分隔鼻腔和口腔,前 2/3 为硬腭,后 1/3 为软腭。

(一)牙

牙是人体最坚硬的结构,呈弓状排列成上牙弓和下牙弓。

人一生先后长两副牙。第一副牙称**乳牙**,可分为切牙、尖牙和磨牙 3 类,共 20 颗,上、下颌左右各 5 个。第二副牙称**恒牙**,可分为切牙、尖牙、前磨牙和磨牙 4 类。恒牙共 32 颗,上、下颌左右各 8 个。

每颗牙在外形上分为牙冠、牙颈和牙根 3 部分。暴露在口腔内的部分称**牙冠**,嵌于牙槽内的部分称**牙根**,牙冠与牙根交界部分称**牙颈**。每个牙根有牙根尖孔,通过牙根管与牙冠内较大的牙冠腔相通。牙根管与牙冠腔合称牙腔或牙髓腔(图 5-3),腔内容纳牙髓。

牙的组织主要由牙本质构成,另有釉质、牙骨质和牙髓。牙冠外面有光亮坚硬的釉质,牙根的表面有牙骨质。牙根的内部有牙根管,牙根管末端的小孔叫牙根尖孔。牙的神经、血管与结缔组织共同组成牙髓,位于牙腔内。

牙周组织包括牙槽骨、牙周膜和牙龈 3 部分。

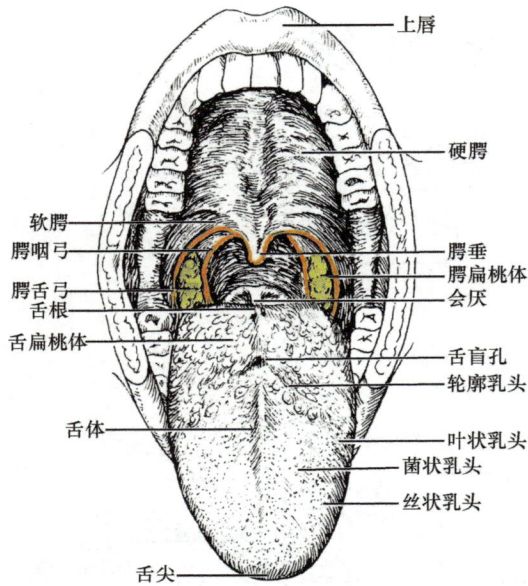

图 5-2　口腔与咽峡

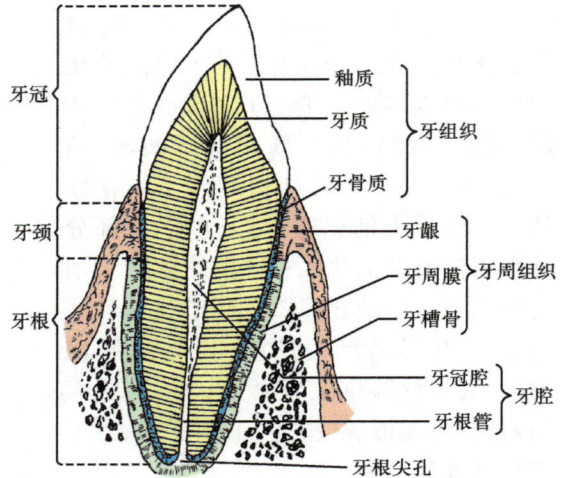

图 5-3　牙的构造（纵切）

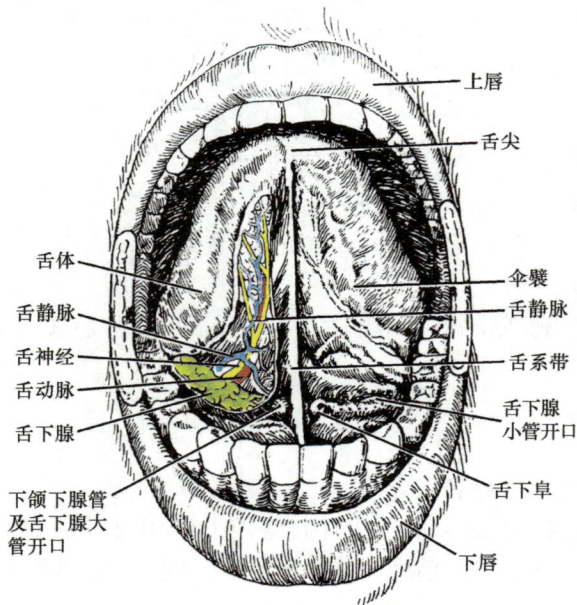

图 5-4　舌的下面

（二）舌

舌分为上、下两面。上面为**舌背**，舌背上有一向前开放的"V"形沟为界沟，将舌分为前 2/3 的**舌体**和后 1/3 的**舌根**（图 5-2）。舌下面正中线上的黏膜皱襞即**舌系带**。舌系带根部两侧的小圆形隆起称**舌下阜**。舌下阜向后外延续形成长条形的黏膜皱襞，称**舌下襞**（图 5-4）。

舌背**黏膜**上有许多小突起叫**舌乳头**，是味觉感受器。舌根部的黏膜内含有许多淋巴组织形成的隆起称**舌扁桃体**（图 5-2）。

（三）唾液腺

口腔内有大、小两种唾液腺，分泌唾液，起清洁口腔和帮助消化吸收食物的作用。小唾液腺散在分布于各部口腔**黏膜**内（如唇腺、颊腺、腭腺、舌腺）。大唾液腺包括腮腺、下颌下腺和舌下腺 3 对（图 5-5）。

腮腺最大，略呈三角楔形，位于外耳道前下方，由腺的前部发出腮腺管，穿过颊肌开口于上颌第二磨牙相对的颊黏膜处的腮腺管乳头。**下颌下腺**呈圆形，位于下颌下三角内。下颌下腺管开口于舌下阜。**舌下腺**细长而略扁，位于口底舌下襞的深面。与下颌下腺管汇合或单独开口于舌下阜,有 10 余条小管开口于舌下襞表面。

二、咽

咽是一个上宽下窄、前后略扁的漏斗形肌性管道,位于颈椎前方,上端附着于颅底,下端平环状软骨弓(第 6 颈椎下缘平面)续于食管。咽后壁平整,前壁不完整,与鼻腔、口腔和喉腔相通(图 5-6)。

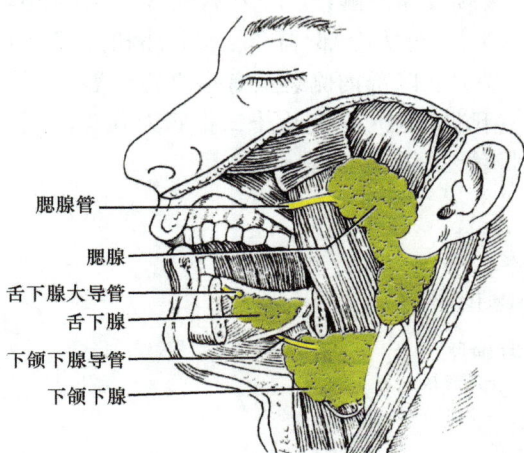

图 5-5 大唾液腺

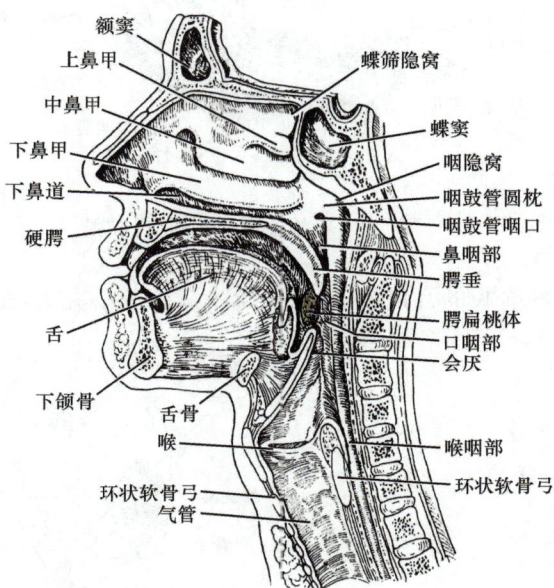

图 5-6 头颈部正中矢状切面

根据咽前方的毗邻,可将咽分为鼻咽部、口咽部和喉咽部。其中,口咽和喉咽是消化道和呼吸道的共同通道。**咽肌**为骨骼肌,由咽缩肌和咽提肌组成。当吞咽时,各咽缩肌自上而下依次收缩,将食团推向食管。

三、食　管

食管是一个前后扁窄的肌性管道,位于脊柱前方,与咽相续,下端续于胃的贲门。依其行程可分为颈部、胸部和腹部 3 段(图 5-1)。食管壁主要由平滑肌构成。

四、胃

胃是消化管中最膨大的部分,上连食管,下续十二指肠。胃位于上腹部,为一个肌性囊袋状器官,成人胃的容量约 1500ml。胃具有受纳食物和分泌胃液的作用,还有内分泌的功能。

胃的入口称**贲门**,接食管;出口称**幽门**,通十二指肠。胃上缘凹而短,朝向右上,称**胃小弯**;下缘凸而长,朝向左下,称**胃大弯**(图 5-7)。

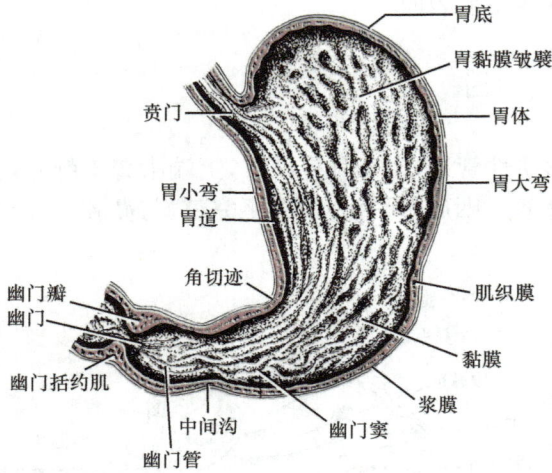

图 5-7　胃的外形和分部、胃黏膜

五、小　肠

小肠是消化管中最长的一段，也是食物消化吸收的重要部位。成人全长约 5～7m，上端从幽门起始，下端与盲肠相接，可分为十二指肠、空肠和回肠 3 部分。

（一）十二指肠

十二指肠上端起自胃幽门，下端在第 2 腰椎体左侧，续于空肠，呈"C"形包绕胰头，可分为上部、降部、水平部和升部（图 5-8）。降部内侧襞上有一纵行皱襞，纵襞下端的圆形隆起称**十二指肠大乳头**，是肝胰壶腹的开口处，有时可见十二指肠小乳头，是副胰管的开口处（图 5-8）。

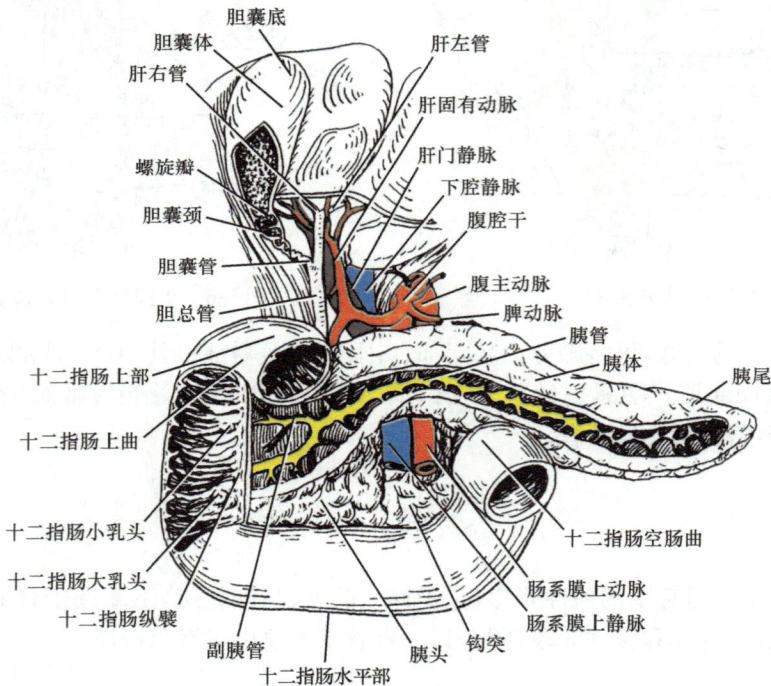

图 5-8　胆管、十二指肠、胰（前面观）

（二）空肠和回肠

空肠和**回肠**全部为腹膜包被，在腹腔内迂曲盘旋形成肠袢，由肠系膜连于腹后壁，活动度较大。

空肠上端起自十二指肠空肠曲，回肠下端接盲肠。空、回肠之间无明显界线，一般空肠在近侧，占全长的 2/5，位于腹腔的左上部。回肠居远侧，占全长的 3/5，位于腹腔右下部，部分位于盆腔内（图 5-1），小肠是食物消化吸收的主要部位。

六、大　　肠

大肠长约 1.5 m，分盲肠、阑尾、结肠、直肠和肛管 5 部分。大肠的功能是吸收水分，分泌黏液，使食物残渣形成粪便，排出体外。

结肠和盲肠具有三大解剖学特征性结构，可作为区别大、小肠的标志，即结肠带、结肠袋和肠脂垂。**结肠带**有 3 条，由肠壁的纵行肌增厚而成；结肠袋是因结肠带短于肠管，使肠管皱缩形成许多由横沟隔开、向外的袋状突起；肠脂垂为沿结肠带两侧分布的脂肪突起（图 5-9）。

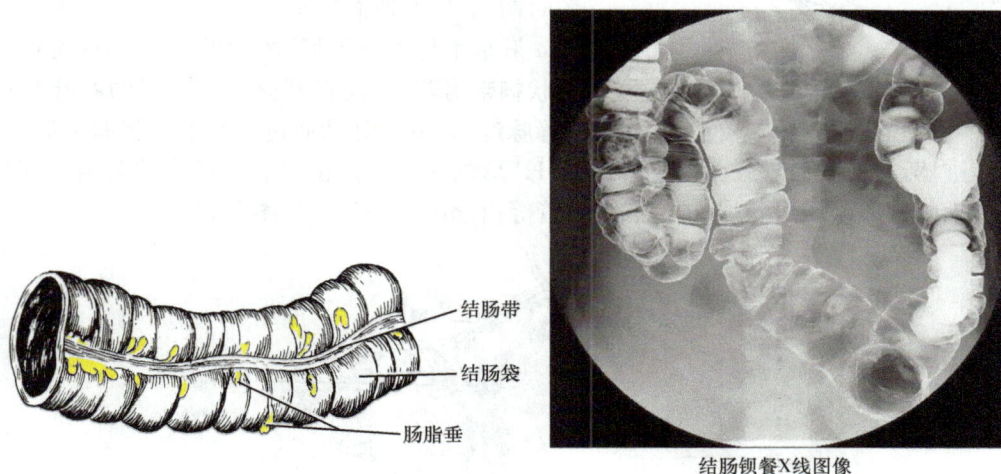

结肠钡餐X线图像

图 5-9　结肠的特征性结构

（一）盲肠和阑尾

盲肠位于右髂窝内，是大肠的起始部，长约 6～8cm，其下端为盲端，向上与升结肠相续，左接回肠。盲肠左侧有回肠末端开口，称**回盲口**。

阑尾为连于盲肠的后内侧壁的一小段肠管，形似蚯蚓，一般长约 5～7cm，其根部固定，远端游离，移动性大。阑尾根部的体表投影点，通常在脐与右髂前上棘连线的中、外 1/3 交点处，该点称 McBurney（麦氏）点。急性阑尾炎时，该处常有明显压痛（图 5-1）。

（二）结肠

结肠呈"M"形围绕在空、回肠周围，始于盲肠，终于直肠。分为升结肠、横结肠、降结肠和乙状结肠 4 部（图 5-1，图 5-9）。

（三）直肠和肛管

直肠长约 10～14cm，位于盆腔后部。在第 3 骶椎前方起自乙状结肠，沿骶骨和尾骨前面下行，穿过盆膈，移行为肛管。男性直肠的前方有膀胱、前列腺和精囊，女性直肠的前方有子宫颈及阴道上段，直肠指诊可触及这些器官。

肛管是盆膈以下的消化管（图5-10），长约3～4cm，上续直肠，末端终于**肛门**。肛管周围有肛门内、外括约肌环绕。

七、肝

肝是人体内最大的消化腺，约占体重的1/50～1/40。肝是机体新陈代谢最活跃的器官，除参与机体蛋白质、脂类、糖类和维生素等物质的代谢外，还具有分泌胆汁、贮存糖原、解毒和防御等功能。在胚胎时期，肝还有造血功能。

肝呈不规则的楔形，膈面的前部有呈矢状位的**镰状韧带**附着，借此将肝分为大而厚的右叶和小而薄的左叶。膈面后部有一较宽的沟，称**腔静脉沟**，有下腔静脉通过。肝下面朝向下后方，邻接腹腔脏器，又称**脏面**。脏面中部有近似"H"形的3条沟。位于脏面正中的横沟，称**肝门**，肝固有动脉、肝管、肝门静脉、神经和淋巴管等由此出入（图5-11，图5-12）。

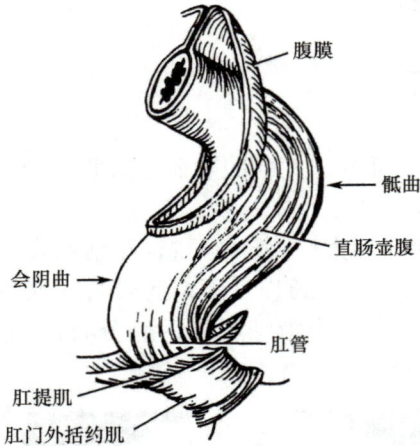

图5-10 肛管

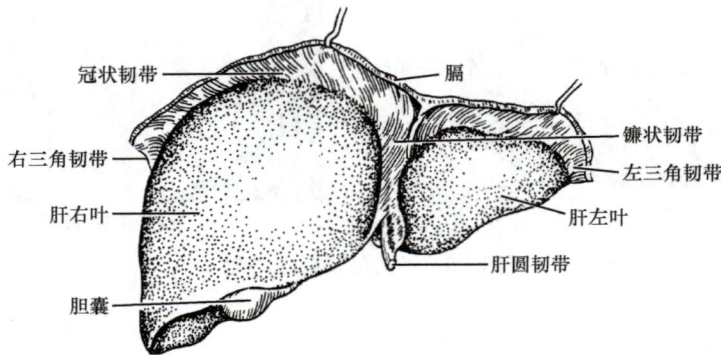

图5-11 肝的膈面

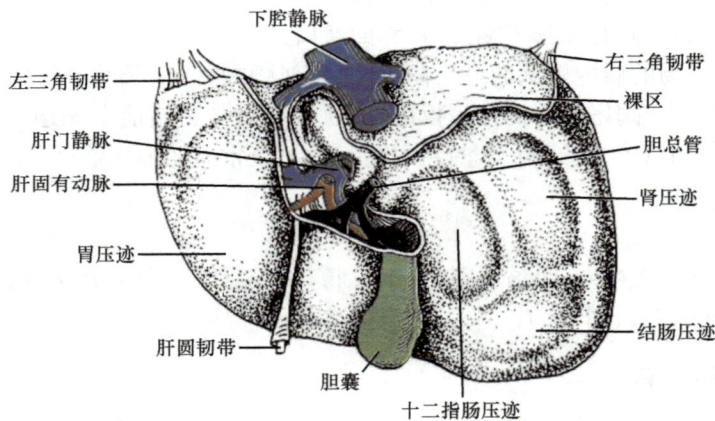

图5-12 肝的脏面

肝位于上腹部，偏右。肝的上界与膈穹隆一致，肝的下界即肝下缘，右侧与右肋弓大体一致；在腹上区左、右肋弓之间，肝下缘居剑突下约 3cm；左侧被肋弓掩盖。

八、肝外胆道系统

胆汁由肝细胞产生，经一系列管道输送至十二指肠，参与食物消化。肝外胆道是指走在肝门外的胆管系统而言，包括胆囊和输胆管道（肝左管、肝右管、肝总管、胆总管）（图 5-8）。

（一）胆囊

胆囊为贮存和浓缩胆汁的囊状器官，呈长梨形，容量 40～60ml，位于肝下面的胆囊窝内。胆囊由**胆囊管**连通胆总管。

（二）肝管与肝总管

肝左、右管分别由左、右半肝内的毛细胆管逐渐汇合而成，出肝门后即合成肝总管。**肝总管**长约 3cm，位于肝十二指肠韧带内，其下端与胆囊管汇合成胆总管。

（三）胆总管

胆总管由肝总管和胆囊管汇合而成，至胰头与十二指肠降部之间与胰管汇合，汇合处略膨大称**肝胰壶腹**，斜穿十二指肠降部的后内侧壁，开口于十二指肠大乳头（图 5-8）。

九、胰

胰是人体第二大消化腺（图 5-8），由外分泌部和内分泌部组成。外分泌部分泌胰液，内含多种消化酶，有分解消化蛋白质、脂肪和糖类等作用，分泌物经胰管与胆汁一起排入十二指肠；内分泌部即胰岛，主要分泌胰岛素和胰高血糖素，参与调节血糖浓度。

胰位于腹上区和左季肋区，横置于腹后壁，平第 1～2 腰椎，属腹膜外位器官。

胰呈长的三棱锥形，头大尾细。胰质软，色灰红。**胰管**位于胰实质内，起自胰尾，纵贯胰的全长，收纳各级小叶导管，与胆总管汇合成肝胰壶腹，经十二指肠大乳头开口于十二指肠，胰液含多种消化酶，参与食物的消化。

第六章　呼　吸　系　统

呼吸系统由呼吸道和肺组成(图 6-1)。呼吸道包括鼻、咽、喉、气管及支气管。临床上通常把鼻、咽、喉称**上呼吸道**,把气管和各级支气管称**下呼吸道**。肺主要由支气管各级分支和肺泡,以及血管、淋巴管、神经和结缔组织组成。

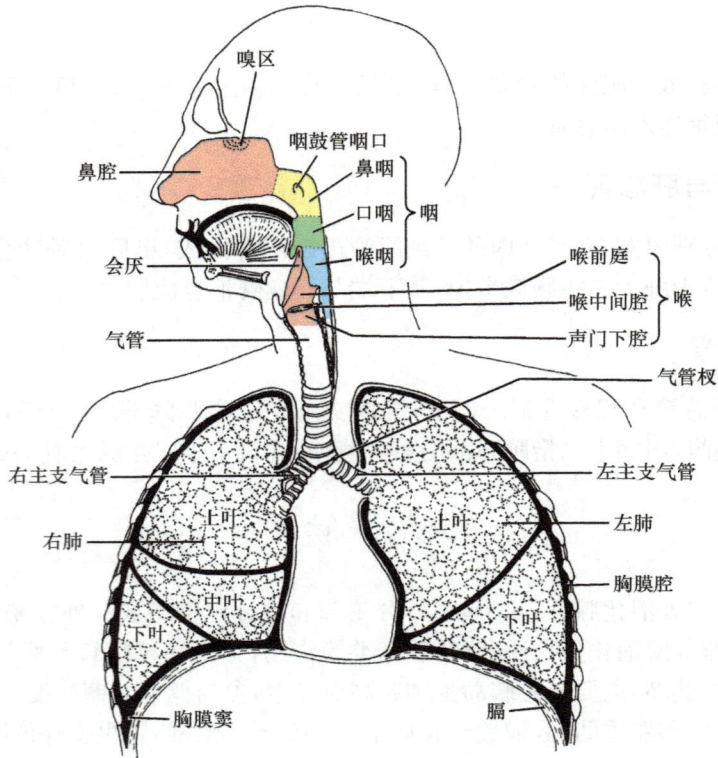

图 6-1　呼吸系统全貌

呼吸系统除呼吸功能外,鼻是嗅觉器官,喉还具有发音功能。

一、鼻

鼻 nose 是呼吸道的起始部分,能净化吸入的空气并调节其温度和湿度,也是嗅觉器官。它分为外鼻、鼻腔和鼻旁窦 3 部分。

鼻腔是以骨和软骨为基础,内面覆以黏膜构成。鼻腔被鼻中隔分为左右两半,向前经鼻孔通外界,向后经鼻后孔通鼻咽,每侧鼻腔以鼻阈为界又可分鼻前庭和固有鼻腔(图 6-2)。固有鼻腔的外侧壁自上而下有 3 条前后方向的弯曲骨性突起,分别称上鼻甲、中鼻甲和下鼻甲。3 个鼻甲的下方各有一裂隙,分别称上鼻道、中鼻道和下鼻道。在上鼻甲的后上方与鼻腔顶壁间有一凹陷称蝶筛隐窝。上、中鼻道及蝶筛隐窝分别有鼻旁窦的开口,下鼻道前部有鼻泪管的开口。

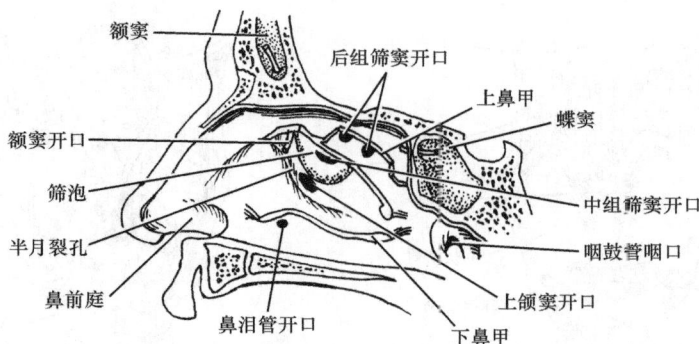

图 6-2　鼻腔外侧壁

二、鼻旁窦

鼻旁窦由骨性鼻旁窦衬以黏膜而成，开口于鼻的外侧壁，能调节吸入空气的温湿度，对发音起共鸣作用。

鼻旁窦共 4 对，即上颌窦、额窦、筛窦和蝶窦，分别位于同名的颅骨内，均有开口与鼻腔相通（图 6-3）。

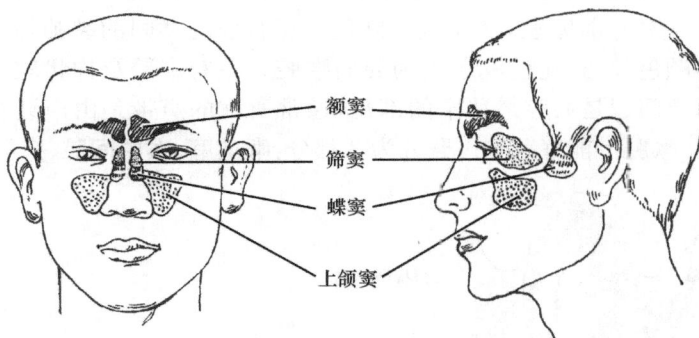

图 6-3　鼻旁窦投影

三、喉

喉既是呼吸道，也是发音器官，位于颈前正中。喉主要由喉软骨和喉肌组成，上借肌肉和韧带与舌骨相连，借喉口通喉咽部，下方续于气管。

1. 喉软骨　喉软骨包括单一的甲状软骨、环状软骨、会厌软骨和成对的杓状软骨，它们构成喉的支架（图 6-4）。**甲状软骨**是喉软骨中最大的一块，由两块甲状软骨板在前正中线愈合而成，构成喉的前壁和两侧壁。两板的前缘彼此融合处的上端向前突出，在成年男子特别显著，称**喉结**。**环状软骨**形似戒指，前窄后宽。上邻甲状软骨，下接气管。**会厌软骨**形似树叶，上宽下窄，上端游离，下端借韧带连于甲状软骨前角的内面，会厌软骨外覆黏膜构成会厌。当吞咽时，喉上提，会厌向后下关闭喉口，可防止食物误入喉腔。**杓状软骨**左右各一，位于环状软骨板后部上缘两侧，其声带突有声韧带附着。

2. 喉肌　喉肌为附于喉软骨的细小骨骼肌，具有调节声带紧张度、使声门裂开大或缩小的作用。因此，喉肌的运动可控制发音的强弱和调节音调的高低。

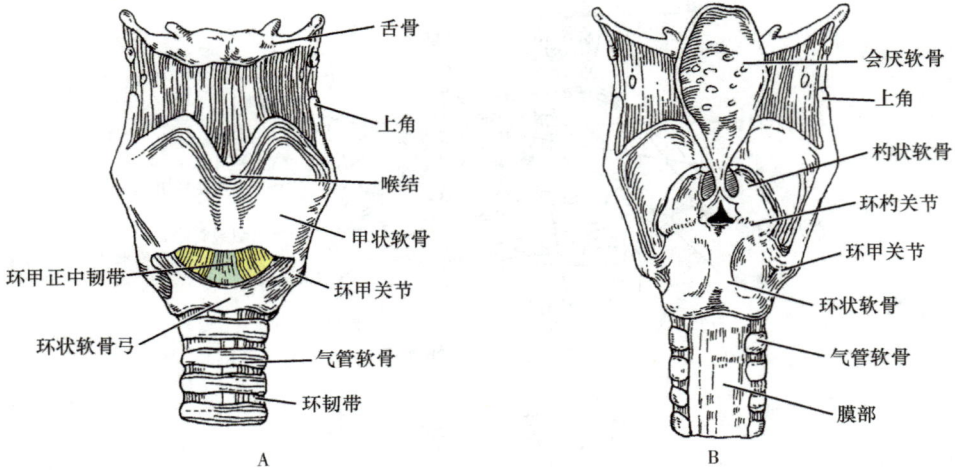

图 6-4　喉软骨及其连结

3. 喉腔　喉腔是喉软骨借关节、韧带、纤维膜、喉肌和喉黏膜互相连结而构成的管腔，向上经喉口通喉咽，向下至环状软骨下缘与气管相通。喉黏膜亦与咽和气管的黏膜相延续（图 6-5）。喉口为喉的入口，朝向后上方。喉腔中部有两对自外侧壁突入腔内，呈前后方向的黏膜皱襞，上方一对称前庭襞，活体呈粉红色。左右前庭襞间的裂隙称前庭裂。下方一对称声襞，在活体颜色较白，比前庭襞更为突向喉腔。左右声襞及杓状软骨基底部之间的裂隙，称声门裂。声门裂是喉腔最狭窄的部位，通常所称的声带是由声襞及其襞内的声韧带和声带肌构成。喉腔借前庭襞和声襞分为 3 部分：**喉前庭、喉中间腔、声门下腔**。

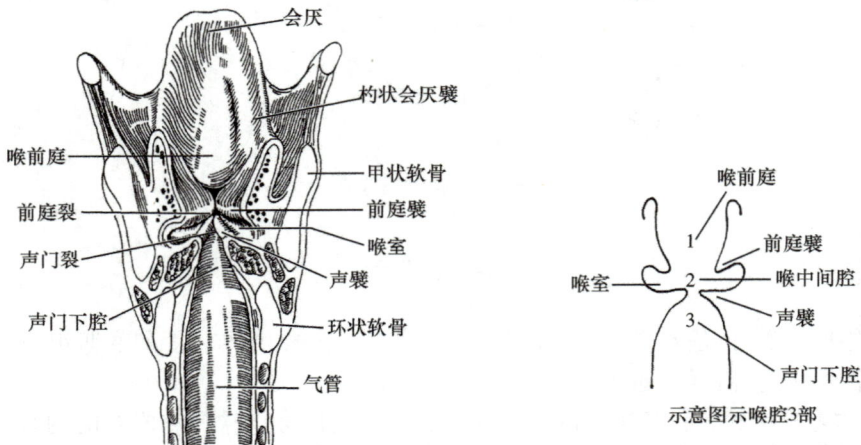

图 6-5　喉腔

四、气管与支气管

气管和支气管均以软骨、平滑肌、结缔组织和黏膜构成（图 6-6）。软骨为"C"字形的软骨环，缺口向后，各软骨环以韧带连接，其缺口处由平滑肌和致密结缔组织连接，保持了持续张开状态。

　　气管位于食管前方,上接环状软骨,经颈部正中,下行入胸腔,至胸骨角平面分为左、右支气管为止,成人全长约 10~13cm,含 14~17 个透明软骨环。气管全长以胸廓上口为界,分为颈、胸两段。颈段较浅表,在胸骨颈静脉切迹上方可以摸到。

　　支气管指由气管分出的各级分支,由气管分出的第一级支气管,即左、右主支气管。左、右主支气管从气管分出后,斜向下外方进入肺门。

五、肺

　　肺 lungs 是进行气体交换的器官,位于胸腔内,纵隔的两侧和膈的上面,左右各一。肺表面覆有脏胸膜,光滑湿润,透过脏胸膜可见多边形的肺小叶轮廓。幼儿肺呈淡红色,随着年龄的增长,吸入空气中的尘埃沉积增多,肺的颜色逐渐变为灰暗或蓝黑色,部分可呈棕黑色斑,吸烟者尤甚。肺质软而轻,呈海绵状富有弹性,内含空气。

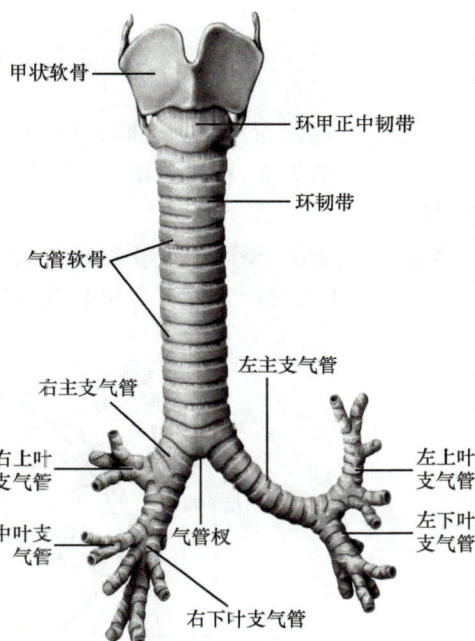

图 6-6　气管及支气管肺

　　肺形似圆锥形,具有一尖、一底、两面和三缘(图 6-7)。**肺尖**钝圆,经胸廓上口突至颈根部,高出锁骨内侧 1/3 上方约 2~3cm。**肺底**位于膈上面,向上凹,故称膈面。肋面隆凸,紧接肋和肋间肌。内侧面紧贴纵隔,称**纵隔面**,此面中部凹陷处,称**肺门**,是支气管、肺动脉、肺静脉、淋巴管和神经等进出之处。

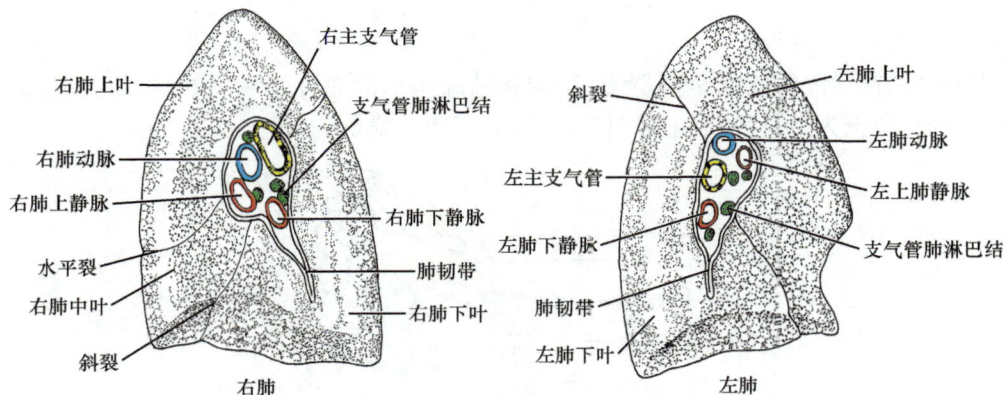

图 6-7　肺的形态

　　左肺由从后上斜向前下方的一条斜裂分为上、下二叶。右肺除斜裂外,还有一条近于水平方向的水平裂,将右肺分为上叶、中叶和下叶。

　　胎儿和未曾呼吸的新生儿,其肺不含空气,构造致密,比重大于 1,入水则下沉。出生并开始呼吸后因肺泡内充满空气,肺呈海绵状,比重小于 1,故可浮于水中。这在法医鉴定上有价值。

六、胸　　膜

胸膜是一层薄而光滑的浆膜,具有分泌和吸收等功能。可分为互相移行的内、外两层,内层被覆于肺的表面,称**脏胸膜**;外层衬于胸壁内面、膈上面、纵隔两侧及延伸至颈根部,称**壁胸膜**。

胸膜腔是由脏、壁胸膜互相移行,二者之间形成的封闭的腔隙,左右各一,互不相通,腔内呈负压(低于大气压),仅有少量浆液,可减少两层胸膜间的摩擦(图 6-8)。

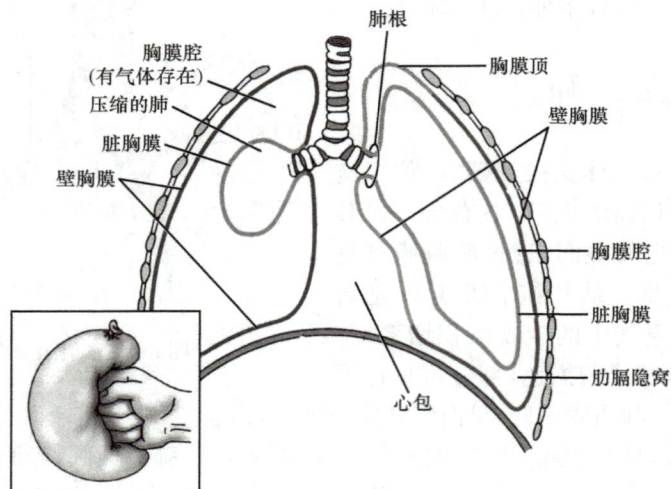

图 6-8　胸膜示意图

七、纵　　隔

纵隔是两侧纵隔胸膜间全部器官、结构和结缔组织的总称。纵隔的前界为胸骨,后界为脊柱胸段,两侧为纵隔胸膜,上界是胸廓上口,下界为膈(图 6-9)。

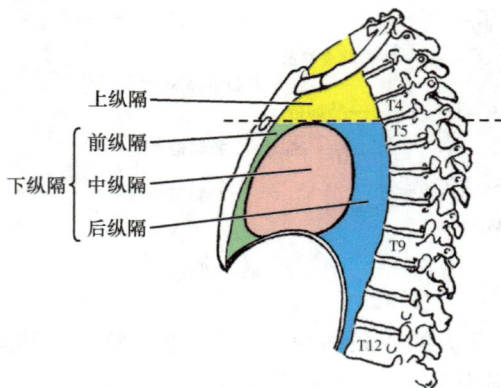

图 6-9　纵隔分区

第七章 泌尿系统

泌尿系统由肾、输尿管、膀胱和尿道组成(图 7-1)。其主要功能是排出机体在新陈代谢过程中所产生的废物和多余的水分,保持机体内环境的稳态。肾生成尿液,经输尿管入膀胱暂时储存,当膀胱内的尿液达到一定量时,再经尿道排出体外。

一、肾

肾是成对的实质性器官,位于腹后壁,形似蚕豆(图 7-1)。新鲜时呈红褐色。肾分为上、下两端,前、后两面和内、外侧两缘。外侧缘隆凸,内侧缘中部凹陷称为**肾门**,为肾的血管、神经、淋巴管及肾盂出入的部位。出入肾门的诸结构被结缔组织所包裹称**肾蒂**。

肾位于脊柱两侧(图 7-2),腹膜后方。肾的长轴向外下倾斜,两侧肾略呈"八"字形排列。左肾略高于右肾。肾门的体表投影点位于竖脊肌的外侧缘与第 12 肋的夹角处,称为**肾区**。肾病患者叩击或触压该处可引起疼痛。

肾实质可分为皮质和髓质两部分(图 7-3)。**肾皮质**位于肾的浅层,新鲜标本呈红褐色,由肾小体和肾小管构成。**肾髓质**位于肾皮质深部,由 15~20 个肾锥体组成。**肾锥体**呈圆锥形,其底朝向肾皮质,尖钝圆,

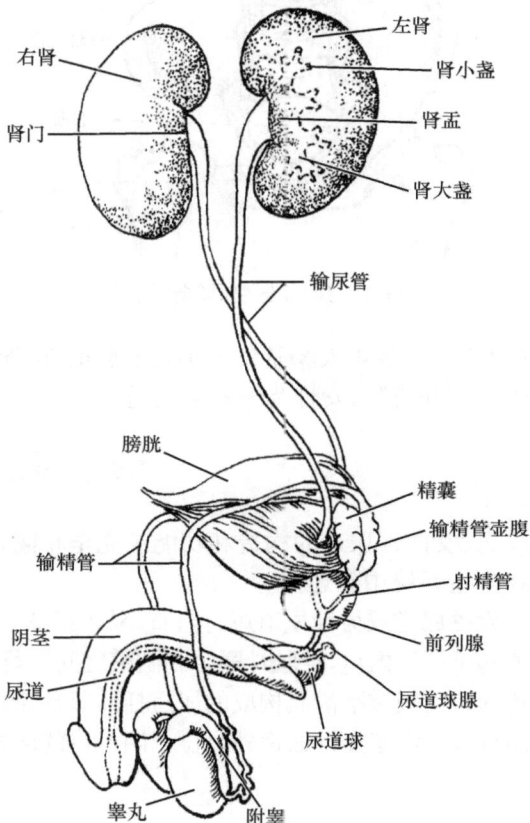

图 7-1 泌尿系统组成(男)

朝向肾窦,2~3 个肾锥体尖端合并成一个**肾乳头**,其顶端有许多小孔称**乳头孔**,肾乳头突入**肾小盏**,尿液经乳头孔流入肾小盏。每个肾约有 7~8 个肾小盏。2~3 个肾小盏汇合成一个**肾大盏**,2~3 个肾大盏汇合成扁漏斗状的**肾盂**,肾盂出肾门后向下弯行,逐渐变细移行为输尿管。

二、输尿管

输尿管为一对细长的肌性管道(图 7-1)。输尿管起自肾盂,终于膀胱,长约 20~30cm,管径约为 0.5~1.0cm。全长可分为腹部、盆部和壁内部。

三、膀胱

膀胱为储存尿液的囊状肌性器官,其形状、大小、位置及壁的厚度随贮尿的多少而变化。膀胱的容量,一般成年人约为 300~500ml,最大可达 800ml。膀胱空虚时呈三棱锥体

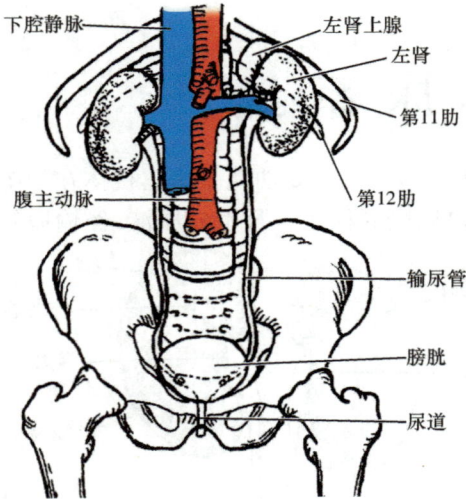

图 7-2　肾、输尿管、膀胱的位置

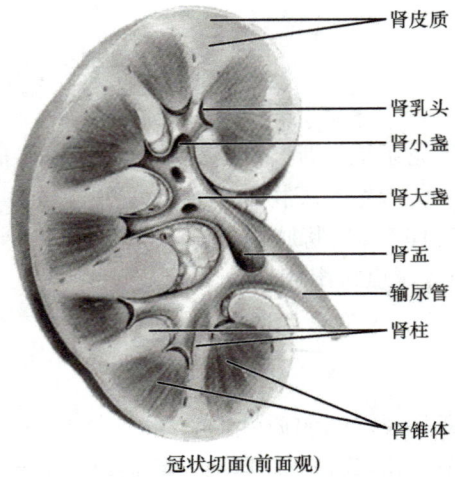

冠状切面(前面观)

图 7-3　肾的内部结构

形(图 7-4)。成年人膀胱位于小骨盆腔前部,耻骨联合的后方。膀胱后方在男性为精囊、输精管壶腹和直肠,女性为子宫和阴道。

四、尿　道

　　男、女两性尿道的构造和功能不完全相同,男性尿道除有排尿功能外还兼有排精功能,故在生殖系统中叙述。

　　女性尿道较男性尿道短、宽、直,易于扩张,平均长 3～5cm,直径约 0.6cm(图 7-5)。女性尿道起于尿道内口,经耻骨联合和阴道之间下行,通过尿生殖膈,以尿道外口开口于阴道前庭。尿道内口周围被平滑肌构成的尿道括约肌环绕。穿过尿生殖膈处有尿道阴道括约肌环绕,可控制排尿。由于女性尿道外口位于阴道口的前方,尿道短、宽而直,故易引起逆行尿路感染。

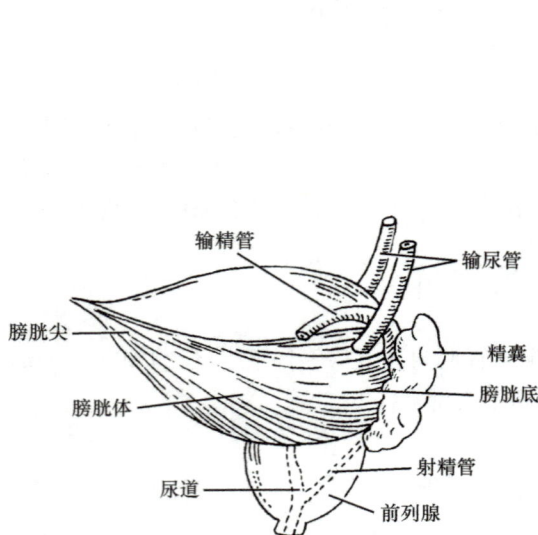

图 7-4　膀胱形态(男)

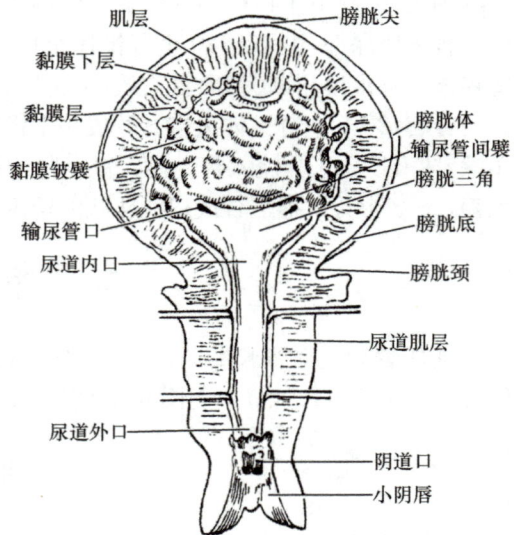

图 7-5　女性尿道

第八章 男性生殖系统

男性内生殖器包括生殖腺、输精管道和附属腺体。睾丸为男性的生殖腺，是产生精子和分泌男性激素的器官。输精管道包括附睾、输精管、射精管和部分尿道。附属腺体包括精囊、前列腺和尿道球腺，其分泌物参与组成精液，供给精子营养和增加精子的活动能力。外生殖器包括阴囊和阴茎（见第七章　图 7-1 男性泌尿生殖概观）。

一、男性内生殖器

（一）睾丸

睾丸位于阴囊内，左、右各一。在性成熟以前，睾丸发育较慢，至性成熟期迅速发育增大（图 8-1）。

睾丸实质分为 100～200 个扇形的**睾丸小叶**。每个小叶内含有 2～4 条盘曲的**精曲小管**，管壁的上皮能产生精子。精曲小管之间的结缔组织内有分泌男性激素的间质细胞。生精小管在近睾丸纵隔处汇合成精直小管，进入睾丸纵隔内，互相吻合成**睾丸网**。睾丸网发出 12～15 条**睾丸输出小管**，出睾丸后缘上部进入附睾。

（二）附睾

附睾呈新月形，紧贴睾丸的后上部
（图 8-1），主要由睾丸输出小管和附睾管构成。附睾除贮存精子外，还分泌附睾液营养精子，促进精子继续分化成熟。

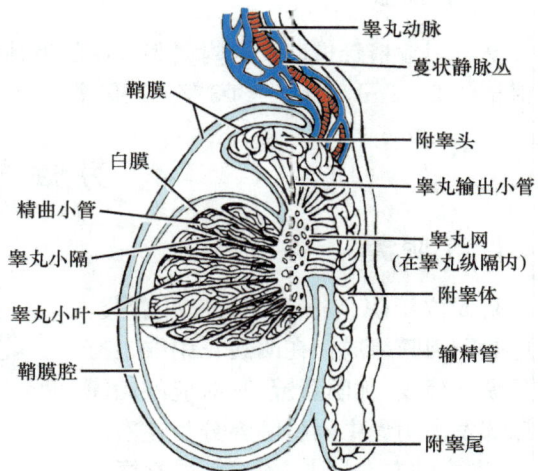

图 8-1　睾丸及附睾结构图

图中标注：睾丸动脉、蔓状静脉丛、鞘膜、白膜、附睾头、睾丸输出小管、精曲小管、睾丸小隔、睾丸网（在睾丸纵隔内）、附睾体、睾丸小叶、输精管、鞘膜腔、附睾尾

（三）输精管和精索

输精管为附睾管的直接延续（图 8-1），全长约 50cm，直径约 3mm，管壁较厚，管腔细小，活体触摸时呈坚实的圆索状。全长可分为睾丸部、腹股沟管部、盆部。

精索为一对柔软的圆索状结构，由腹股沟深环经腹股沟管延至睾丸上端。精索主要由输精管、睾丸动脉、蔓状静脉丛、神经、淋巴管和腹膜鞘突的残余等组成。

（四）精囊

精囊又称精囊腺，位于膀胱底后方，输精管壶腹的外侧，是一对长椭圆形的囊状器官（图 8-2）。精囊分泌物为精液的一部分。

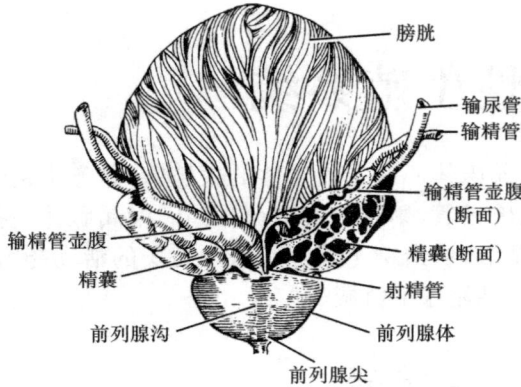

图 8-2　精囊及前列腺

（五）前列腺

前列腺是不成对的实质性器官，呈栗子形（图 8-2），位于膀胱下方，男性尿道通过其中，射精管在此汇入尿道。老年人因性激素平衡失调，前列腺组织增生引起前列腺肥大，引起排尿困难。前列腺分泌物是构成精液的主要成分。

（六）尿道球腺

尿道球腺为一对豌豆样的小腺体，埋于会阴深横肌内。其分泌物参与精液的组成。

（七）精液

精液由输精管道以及各附属腺分泌的液体组成，内含大量精子，呈乳白色，弱碱性。一次射精约 2～5ml，含精子约 3 亿～5 亿个。

二、男性外生殖器

（一）阴囊

阴囊位于阴茎根下方的皮肤囊袋，由皮肤和肉膜组成。在阴囊正中线上有一条纵行缝线，称**阴囊缝**，其对应的肉膜向深部发出阴囊中隔将阴囊分为左右两腔，分别容纳左右睾丸、附睾和精索等。

（二）阴茎

阴茎由两个阴茎海绵体和一个尿道海绵体构成，外面包以筋膜和皮肤（图 8-3）。**尿道海绵体**位于阴茎海绵体的腹侧，尿道贯穿其全长。其前端膨大为阴茎头，后端亦膨大称**尿道球**，位于两侧阴茎脚之间，固定于尿生殖膈下面。

海绵体由许多海绵体小梁和腔隙组成，腔隙实际上是与血管相通的窦隙，当海绵体内的这些腔隙充血时，阴茎变粗、变硬而勃起。阴茎的 3 个海绵体外面共同包裹深、浅筋膜和皮肤。

阴茎皮肤至阴茎颈部游离向前延伸，形成包绕阴茎头的双层环形皱襞，称**阴茎包皮**，幼

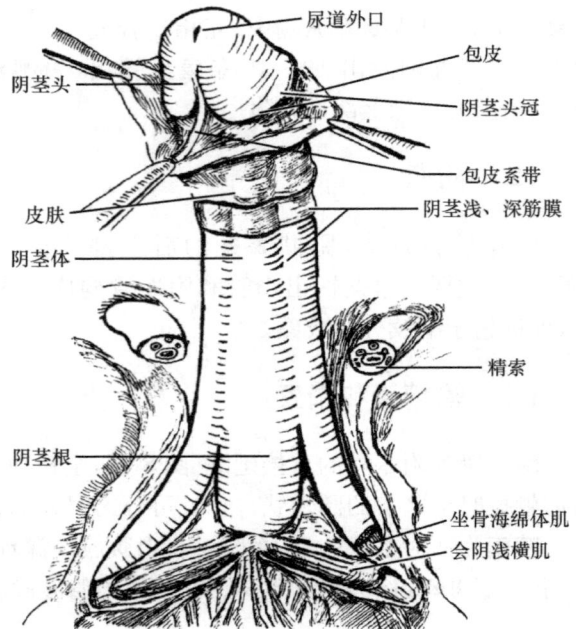

图 8-3　阴茎

儿的阴茎包皮较长，包绕着整个阴茎头。随年龄的增长，包皮逐渐退缩，阴茎头即露出于外。正常成人的包皮能退缩至阴茎颈部。

（三）男性尿道

男性尿道起自膀胱的尿道内口，止于阴茎头的尿道外口，成年男性尿道全长约 16～22cm，管径平均为 5～7mm。尿道全长分为 3 部，即前列腺部、膜部和海绵体部（图 8-4）。

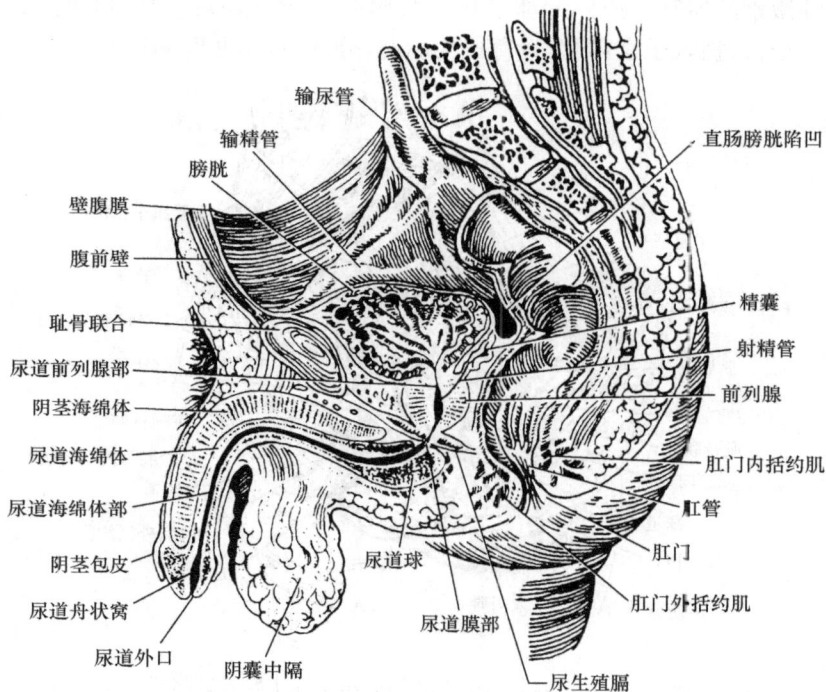

图 8-4　男性盆腔正中矢状切面

第九章　女性生殖系统

女性生殖器包括内生殖器和外生殖器。内生殖器由生殖腺(卵巢)、输送管道(输卵管、子宫和阴道)和附属腺(前庭大腺)组成(图 9-1,图 9-2)。外生殖器即女阴。卵巢是产生卵子和分泌女性激素的器官。成熟的卵子排至腹膜腔,再经输卵管腹腔口进入输卵管,在管内受精后移至子宫,植入子宫内膜,发育成为胎儿,分娩时,胎儿经阴道娩出。

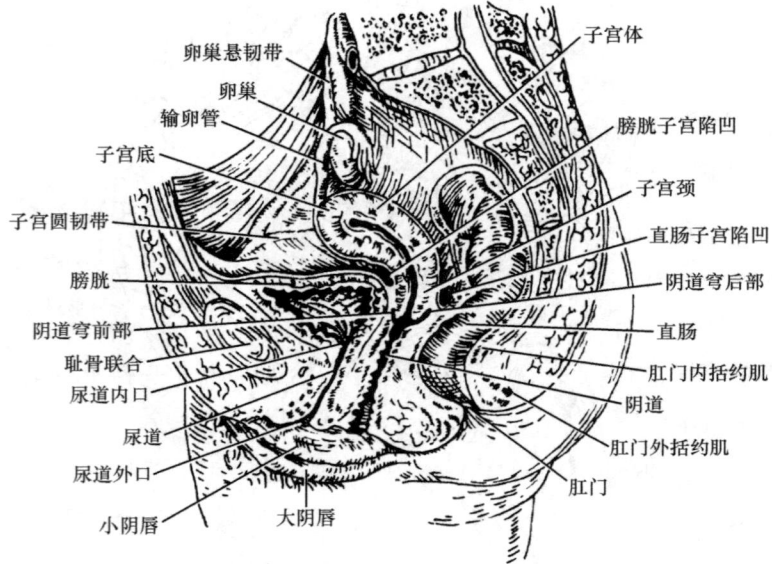

图 9-1　女性盆腔正中矢状切面示女性生殖系统组成

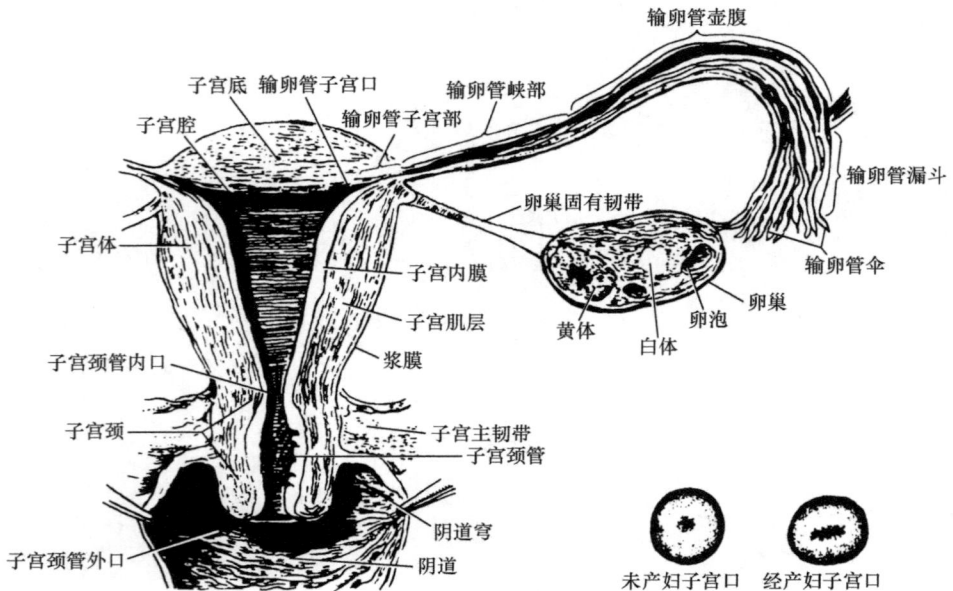

图 9-2　卵巢、输卵管、子宫

一、女性内生殖器

（一）卵巢

卵巢是成对的实质性器官,位于髂内、外动脉夹角处(图 9-2)。卵巢呈扁卵圆形,略呈灰红色。外侧面贴靠骨盆侧壁的卵巢窝。上端与输卵管伞相接,称为输卵管端。下端借卵巢固有韧带连于子宫,称为子宫端。

性成熟期的卵巢最大,以后由于多次排卵,卵巢表面出现瘢痕,凹凸不平。35～40 岁时,卵巢开始缩小。

（二）输卵管

输卵管是输送卵子的肌性管道,左右各一,全长约 10～14cm,由卵巢内侧端连于子宫底的两侧(图 9-2),并开口于子宫腔。输卵管借**输卵管腹腔口**,开口于腹膜腔,并不直接连接于卵巢,卵子由卵巢排出后,进入腹膜腔,再经输卵管腹腔口进入输卵管。输卵管腹腔口末端的周边,形成许多细长的突起,称为**输卵管伞**,输卵管伞具有捕获卵子的功能。

（三）子宫

子宫是带腔的肌性器官(图 9-2),是孕育胎儿的场所。成人未孕子宫呈前后稍扁,倒置的梨形。子宫分为底、体、颈三部。子宫颈下端突入阴道内,称**子宫颈阴道部**。在阴道以上部分,称**子宫颈阴道上部**。

子宫的内腔较为狭窄称**子宫腔**,两侧通输卵管,尖端向下通**子宫颈管**。子宫颈管下口通阴道,称**子宫颈口**。未产妇子宫口多为圆形,边缘光滑整齐。经产妇呈不规则的横裂状。

子宫位于小骨盆腔中央,在膀胱与直肠之间,下端接阴道,两侧有输卵管和卵巢。未妊娠时,子宫底位于小骨盆入口平面以下,朝向前上方。成人子宫为轻度的前倾前屈位。

子宫壁由外向内分为 3 层:外层为浆膜,是腹膜的脏层;中层由强厚的平滑肌组成;内层为黏膜,称子宫内膜,内膜分基底层和功能层,其中功能层随月经周期而发生增生和脱落的变化。

（四）阴道

阴道是连接子宫和外生殖器的肌性管道,由黏膜、肌层和外膜组成,前后略扁,富于伸展性,是女性的交接器官,也是排出月经和娩出胎儿的通道(图 9-2)。阴道有前、后壁和侧壁,前、后壁互相贴近。阴道下部较窄,以**阴道口**开口于阴道前庭。处女阴道口周围有处女膜附着,处女膜破裂后,阴道口周围留有处女膜痕。

（五）前庭大腺

前庭大腺位于阴道口的两侧,形如豌豆,其导管向内侧开口于阴道前庭,分泌物有润滑阴道的作用,如其导管因

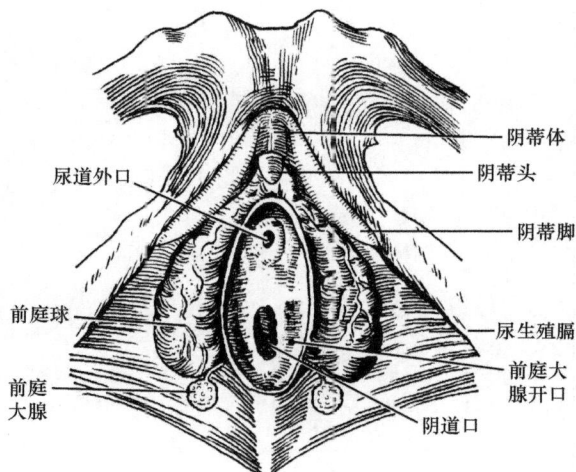

图 9-3　女性外生殖器

炎症而阻塞,可形成囊肿。

二、女性外生殖器

女性外生殖器,即**女阴**,包括阴阜、大阴唇、小阴唇、阴道前庭和阴蒂等(图 9-3)。

【附】

乳　　房

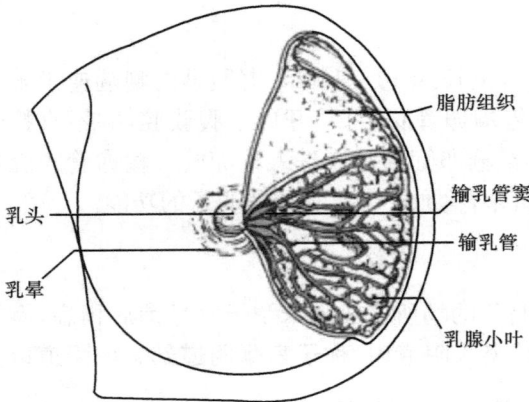

图 9-4　女性乳房结构

乳房 mamma 左右各一。男性乳房不发达。女性乳房于青春期开始发育生长,妊娠和哺乳期乳房增大并有分泌活动(图 9-4)。

成年女性乳房位于胸前部,胸大肌和胸筋膜的表面。乳房基底部上缘平第 2~3 肋,下缘平第 6~7 肋,内侧达胸骨旁线,外侧至腋中线。

成年未产妇的乳房呈半球形,紧张而富有弹性。乳房的中央有**乳头**,其位置通常在第 4 肋间隙或第 5 肋与锁骨中线相交处。乳头的表面有许多输乳管的开口,称**输乳孔**。乳头的周围有色素较深的皮肤区环行,称为**乳晕**,乳晕区有许多散在的小结节,其深面为乳晕腺。乳晕腺分泌脂性物质润滑乳头。在妊娠和哺乳期乳腺增生,乳房增大。停止哺乳后,乳腺萎缩,乳房变小,弹性减弱。乳头和乳晕的皮肤均较薄弱,易于损伤而感染。

乳房由皮肤、纤维组织、脂肪组织和乳腺构成。纤维组织和脂肪组织向深面发出许多小隔,将乳腺分隔成 15~20 个乳腺叶,后者又分为若干乳腺小叶。每一乳腺叶有一个排泄管,称为**输乳管**。输乳管在近乳头处膨大成**输乳管窦**。其末端变细,开口于乳头。

第十章 腹 膜

腹膜是覆盖于腹、盆壁内面和腹、盆腔脏器表面的一层浆膜。由间皮和少量结缔组织构成,薄而光滑,半透明。覆盖于腹、盆壁内面的部分,称**壁腹膜**;被覆于腹、盆腔脏器表面的部分,称**脏腹膜**。壁腹膜与脏腹膜互相延续、移行,共同围成不规则的潜在性腔隙,称为**腹膜腔**。男性腹膜腔为一封闭的腔隙;女性腹膜腔可通过输卵管腹腔口经输卵管、子宫、阴道与外界相通(图 10-1)。

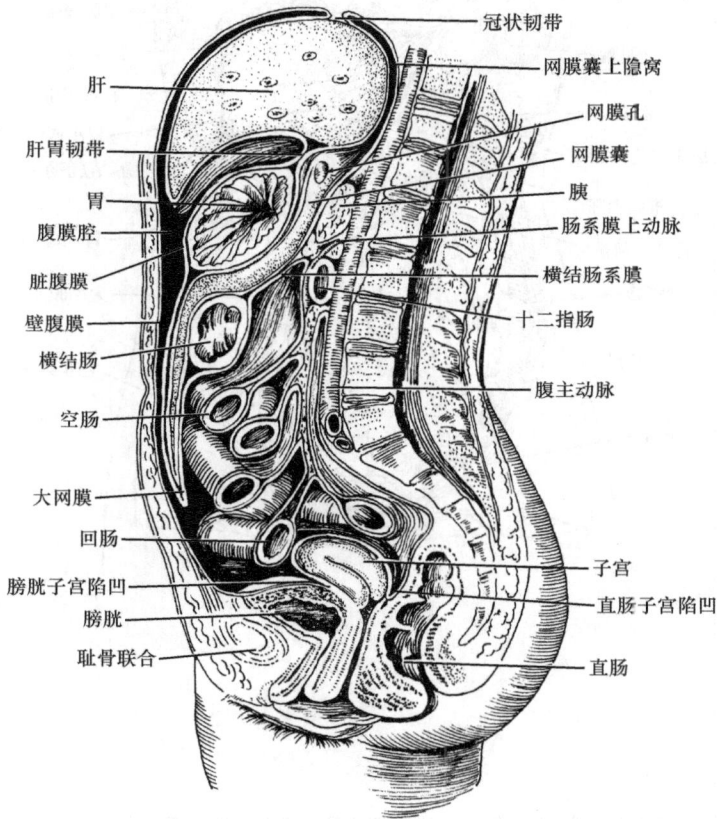

图 10-1 腹膜腔正中矢状切面模式图(女性)

一、腹膜的功能

腹膜具有分泌、吸收、防御、修复、保护和支持等多种功能。正常情况下,腹膜分泌少量浆液,可润滑和保护脏器,减少摩擦。腹膜也有很强的吸收能力,能吸收腹膜腔内的液体和空气等。

二、腹膜形成的主要结构

壁腹膜与脏腹膜之间,或脏腹膜之间互相返折移行,形成了网膜、系膜、韧带等结构。

这些结构不仅起着连接和固定脏器的作用,有些还是血管、神经等出入脏器的部位。

网膜包括小网膜和大网膜(图 10-2)。**小网膜**是自肝门向下连至胃小弯和十二指肠上部的双层腹膜结构。**大网膜**形似围裙,覆盖于空、回肠和横结肠的前方。大网膜由 4 层腹膜构成,胃大弯和十二指肠上部前后两层腹膜向下延伸形成大网膜的前两层,后者降至脐平面稍下方,返折向上形成了大网膜的后两层,继而包绕横结肠并与横结肠系膜相续。大网膜有丰富的血管、淋巴管、淋巴细胞、吞噬细胞、脂肪及神经等。

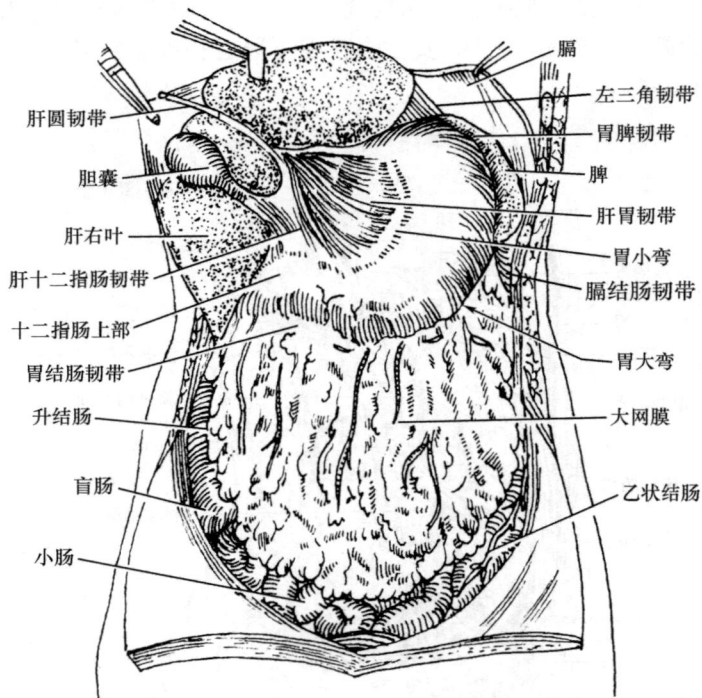

图 10-2　网膜

第三篇　脉管系统

第十一章　脉管系统概论

　　脉管由心脏和一系列的管道构成,又分为心血管系统和淋巴系统(图 11-1)。心血管系统是推动血液循环、维持新陈代谢、保障内环境稳态的运输系统。淋巴系统是心血管系统的补充,并参与机体的免疫。

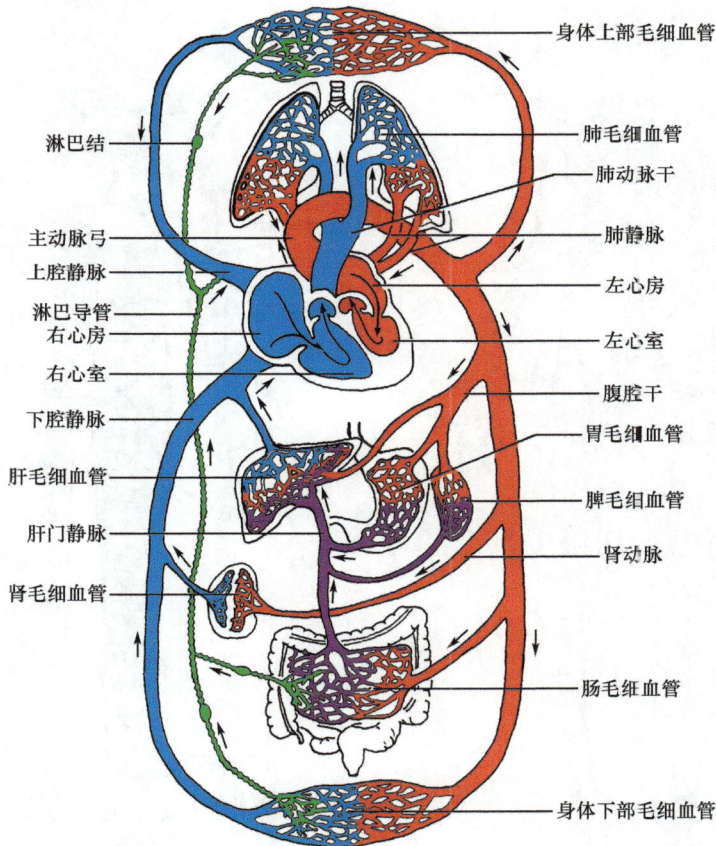

图 11-1　脉管组成示意图

身体上部毛细血管
肺毛细血管
肺动脉干
肺静脉
左心房
左心室
腹腔干
胃毛细血管
脾毛细血管
肾动脉
肠毛细血管
身体下部毛细血管

淋巴结
主动脉弓
上腔静脉
淋巴导管
右心房
右心室
下腔静脉
肝毛细血管
肝门静脉
肾毛细血管

一、心血管系统的组成

　　心血管系统由**心**(俗称心脏)、**动脉**、**毛细血管**和**静脉**构成,为一密闭的管道系统。
　　心连接着血管,通过心肌的收缩和舒张,驱动血液流动,是循环系统的"动力泵"。

血管分为动脉、毛细血管和静脉三类(图 11-2)。

动脉为引导血液离心的血管。在行进过程中不断分支,管径越来越小,管径最大可达 30 mm,最小的动脉为微动脉,管径仅 1 mm 左右。

静脉为引导血液回心的血管。毛细血管汇合成微静脉,微静脉又汇合成小静脉,最后汇合成大静脉注入心房。静脉管壁较薄,容量大。

大多数静脉和动脉伴行并同名,然而,在皮下的浅静脉和少数深静脉没有动脉伴行。

毛细血管为连接动、静脉之间的微小血管,管壁仅由一层内皮细胞和基膜构成,管径仅 $6\sim8\mu m$,相互连接成网,其结构可因所处位置不同而异。毛细血管壁具有极好的通透性,是血液与组织进行物质交换的场所。除软骨、角膜、晶状体、毛发、被覆上皮外,全身各组织遍布毛细血管网。

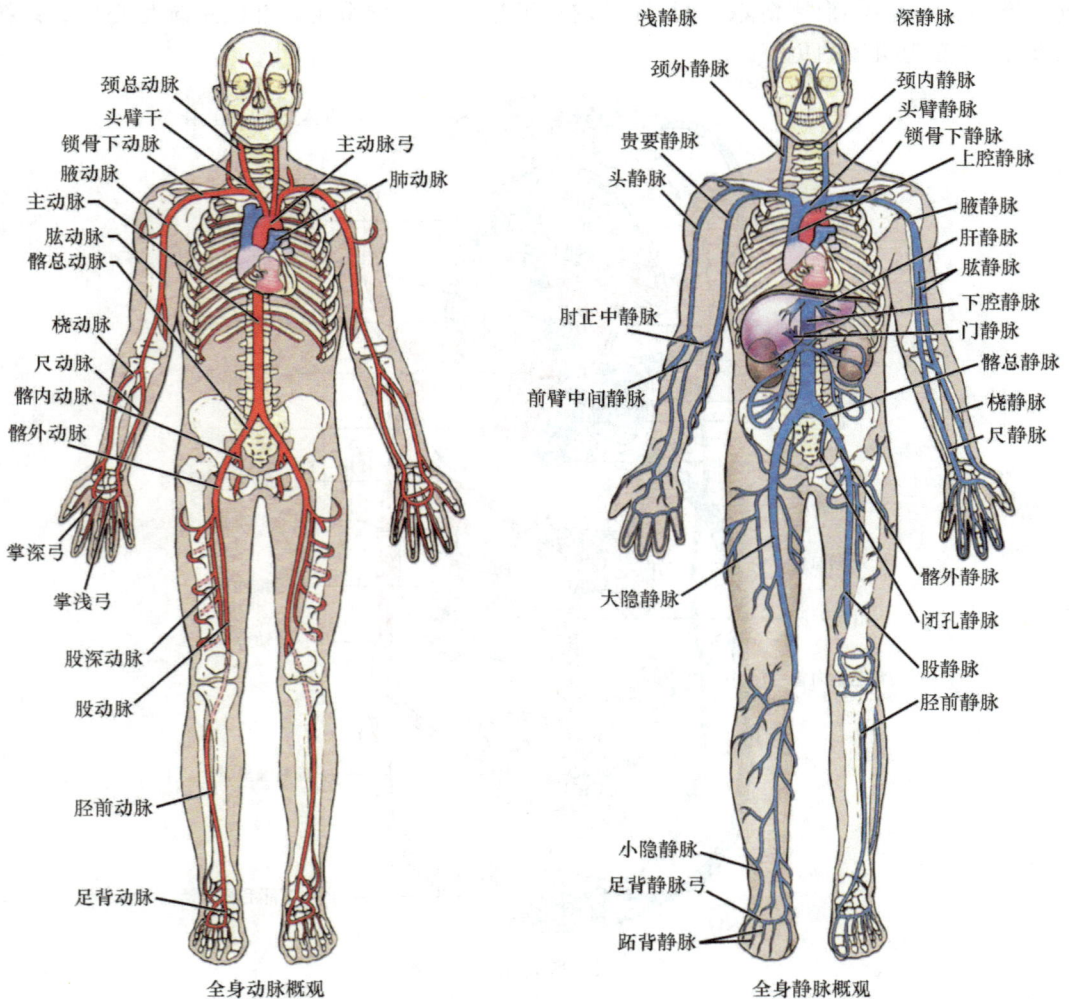

图 11-2　全身血管分布示意图

二、血液循环

血液离开心脏经动脉、毛细血管、静脉又回到心脏的过程称**血液循环**。血液由左心室搏出,经主动脉及其分支到达全身各处的毛细血管网,再经各级静脉汇合成上、下腔静脉及心脏本身的冠状窦,回流至右心房的过程称**体循环**或**大循环**。在此过程中,通过毛细血管与全身周围组织进行物质和气体交换,将营养物质和氧气带至全身各部,将各部的代谢废物如二氧化碳(CO_2)带回心脏。血液由右心室射出,经肺动脉及其分支进入肺泡毛细血管网,再经左、右肺静脉回流至左心房的过程称**肺循环**或**小循环**,以此完成与肺泡的气体交换,将 CO_2 带至肺泡排出,将氧气带回心脏再经体循环带至全身。体循环路径长、范围广。肺循环路径短,只经过肺。体、肺循环连续形成血液循环(图 11-1)。

第十二章 心、血管

一、心

(一) 心的形态

心为中空的肌性器官，形似倒置的圆锥体，心的大小与本人的拳头相似(图 12-1)。

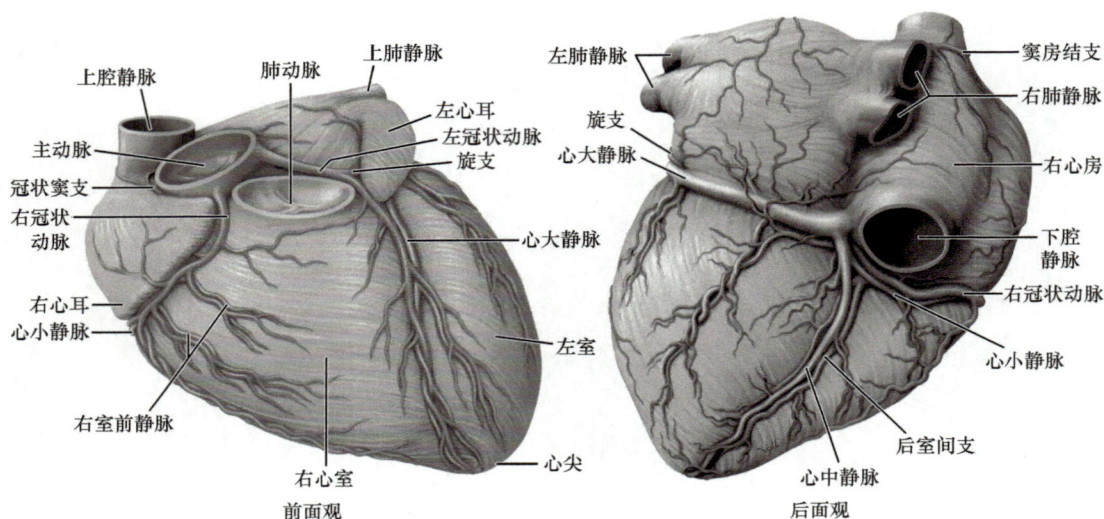

图 12-1 心的外形

心尖为心的最下方锥形游离的尖端，贴近左胸前壁，由左心室构成。在左侧第 5 肋间隙，锁骨中线内侧可扪及心尖搏动。

心的表面有 4 条沟，是划分心的 4 个腔室的表面标志，即**冠状沟、前室间沟、后室间沟、后房间沟**(图 12-1)。

(二) 心的位置

心位于胸腔中纵隔，约 2/3 位于正中线左侧，1/3 位于正中线右侧，两侧与胸膜腔和肺的内侧面相邻(图 12-2)。

(三) 心腔

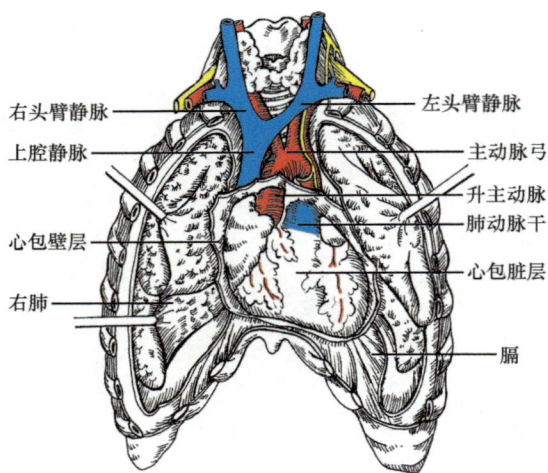

图 12-2 心的位置

心被心的间隔分为互不相通的左右两半，每侧又分为**心房**和**心室** 2 个腔，故心有 4 个腔室,分别为**左、右心房**和**左、右心室**。

1. 右心房　位于心的右上方,壁薄而腔大。上、下腔静脉开口于右心房(图12-3)。冠状窦口位于下腔静脉口、右房室口和卵圆窝之间,来自心冠状窦的静脉血经此流入右心房。右心房借**右房室口**与右心室相通。右心房的内侧壁为房间隔,右心房侧有一卵圆形凹陷,称**卵圆窝**,为胚胎时期卵圆孔闭合后的遗迹,也是房间隔缺损的好发部位。

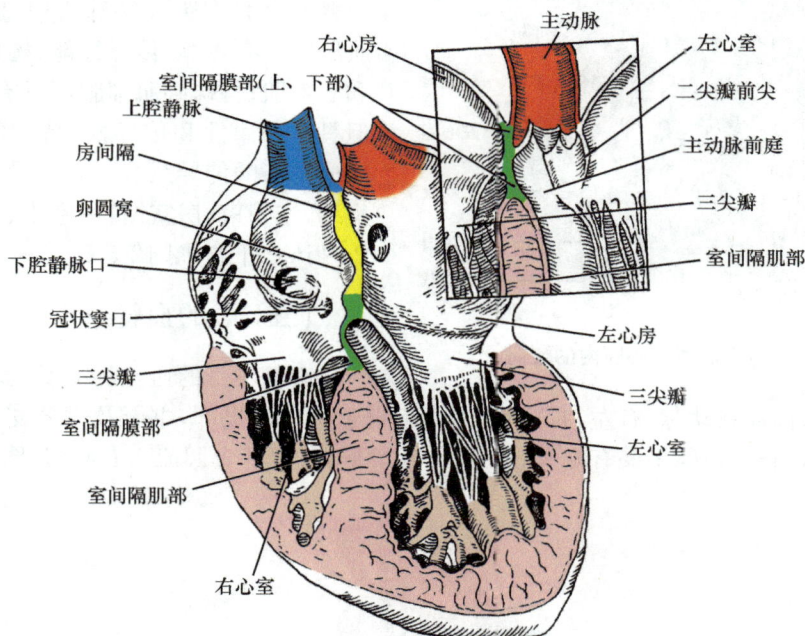

图12-3　心腔

2. 右心室　位于右心房的前下方。其上部连接肺动脉,称之为肺动脉漏斗,室壁厚度仅及左心室的1/3。右心室的入口为**右房室口**,出口为**肺动脉口**。在右房室口有**三尖瓣**附着,瓣膜突入右心室腔,瓣膜游离缘借腱索连于乳头肌,以防止瓣膜反折入右心房。瓣膜起到闸门的作用,保证血液从心房流向心室,防止返流。肺动脉口通向肺动脉,口周有3个半月形瓣膜,称**肺动脉瓣**,当心室收缩时,血液冲开肺动脉瓣(瓣膜紧贴肺动脉壁)流入肺动脉,当心室舒张时,肺动脉窦被倒流的血液扩开,关闭肺动脉口(图12-3)。

3. 左心房　位于右心房左后方,主、肺动脉根部的后方,后邻降主动脉及食管。略呈四边形,后外侧接受左右4条肺静脉的注入(图12-3)。其出口为左房室口。

4. 左心室　位于右心室的左后方,左心房的前下方。左心室壁厚,为右心室的3倍(图12-3)。左房室口附着有二尖瓣,其基本结构同三尖瓣,瓣尖伸向左心室。心室舒张时,二尖瓣开放,收缩时,二尖瓣关闭。主动脉瓣和肺动脉瓣结构基本相似(图12-3)。在主动脉口上附着有3片半月形瓣叶,并形成3个主动脉窦。

心肌的收缩和舒张驱动着血液流动,瓣膜的关闭和开放则保障血液流动的方向性。

血液在心内的流动方向是:从体循环静脉流向右心房,经右房室口入右心室,经肺动脉口流入肺动脉。肺静脉流向左心房,经左房室口入左心室,经主动脉口流入主动脉(图12-4)。

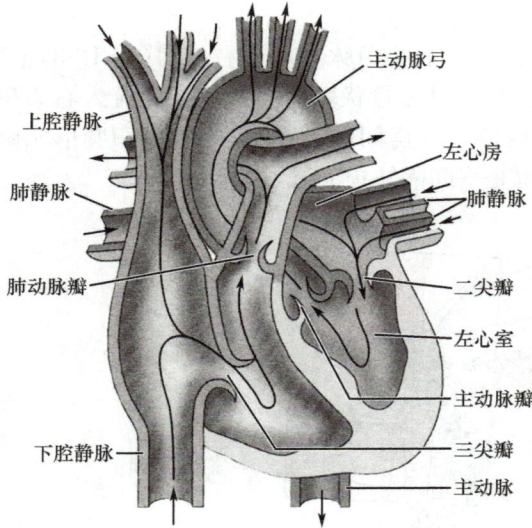

图 12-4 血液在心腔内的流向

主动脉弓
上腔静脉
肺静脉
肺动脉瓣
下腔静脉
左心房
肺静脉
二尖瓣
左心室
主动脉瓣
三尖瓣
主动脉

（四）心的传导组织

心在脱离神经支配的状态下能自主地、有节律地兴奋和收缩，这依赖于心传导组织的存在。心肌细胞在发育过程中分化为普通心肌细胞和特殊心肌细胞，普通心肌细胞具有收缩、传导性能，构成了心房肌和心室肌；特殊心肌细胞不具有收缩性能，但具有自律性和传导性，特化的心肌细胞构成了心的传导系统。心传导系统包括窦房结、结间束、房室结、房室束、左右束支和Purkinje纤维（图 12-5）。

（五）心的血管

心脏本身的血管称冠脉。心的动脉供应心的营养，称冠状动脉，有左、右冠状动脉，起自于主动脉根部，主干及大分支行走在心外膜下脂肪中。心的静脉主要有心大、心中、心小静脉，经冠状窦回流入右心房（图 12-1）。

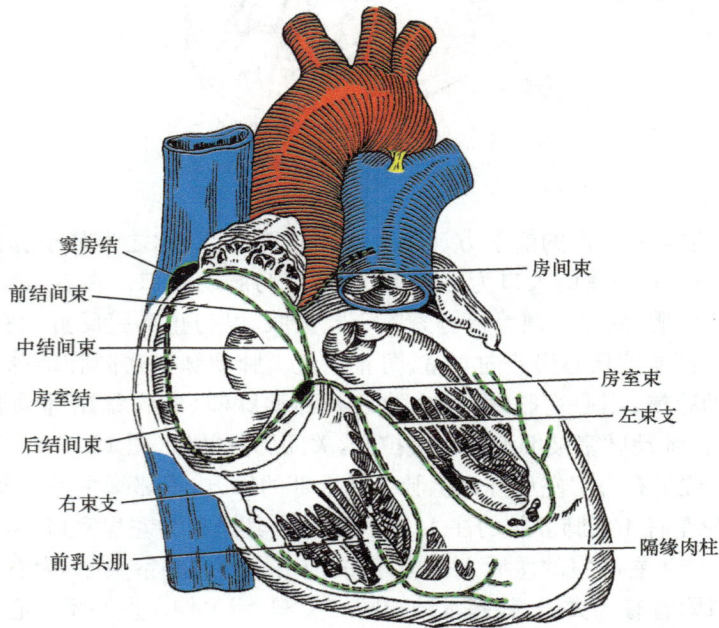

窦房结
前结间束
中结间束
房室结
后结间束
右束支
前乳头肌
房间束
房室束
左束支
隔缘肉柱

图 12-5　心传导系

二、动　脉

动脉 artery 为引导血液离心的管道，分为肺循环动脉和体循环动脉。

（一）肺循环动脉

引导右心室血液进入肺泡毛细血管，因而流经肺动脉内血液为**静脉血**。**肺动脉干**起自右心室，位于心底大血管最前方，在主动脉弓下方分成左、右肺动脉。胎儿时期，肺动脉分叉处借**动脉导管**与主动脉弓相连，出生后 6 个月闭锁为**动脉韧带**。

（二）体循环动脉

主动脉为体循环动脉的主干，起于左心室主动脉口，终于髂总动脉分叉处，引导的是动脉血。主动脉全长依次分为**升主动脉**、**主动脉弓**、**胸主动脉和腹主动脉**等段。主动脉弓管壁内有压力感受器，下方连着 2～3 个粟粒状小体，称**主动脉小球（体）**，为化学感受器，二者参与对心率、呼吸及血压的调节。主动脉弓上缘从右至左依次发出 3 条粗大分支，分别是头臂干、左颈总动脉、左锁骨下动脉（图 12-6）。

1. 颈总动脉　左颈总动脉直接发自于主动脉弓；**右颈总动脉**发自于头臂干。颈总动脉分为**颈内动脉**和**颈外动脉**（图 12-7）。在分叉处有两个重要结构：**颈动脉窦**为颈总动脉末端和颈内动脉起始部的膨大，窦壁中有感受压力的神经末梢称压力感受器，与主动脉弓压力感受器一起参加对动脉血压的调节；**颈动脉小球**是一个扁的卵圆形小体，借结缔组织连于颈总动脉分叉处的后方，属化学感受器，感受血液中二氧化碳分压、氧分压、pH 的变化，参与对呼吸、心率等重要活动的调节。**颈外动脉**主要供应头皮、面部及颈部部分器官的血液。**颈内动脉**垂直上升入颅腔，分支分布于视器和脑（图 12-7）。

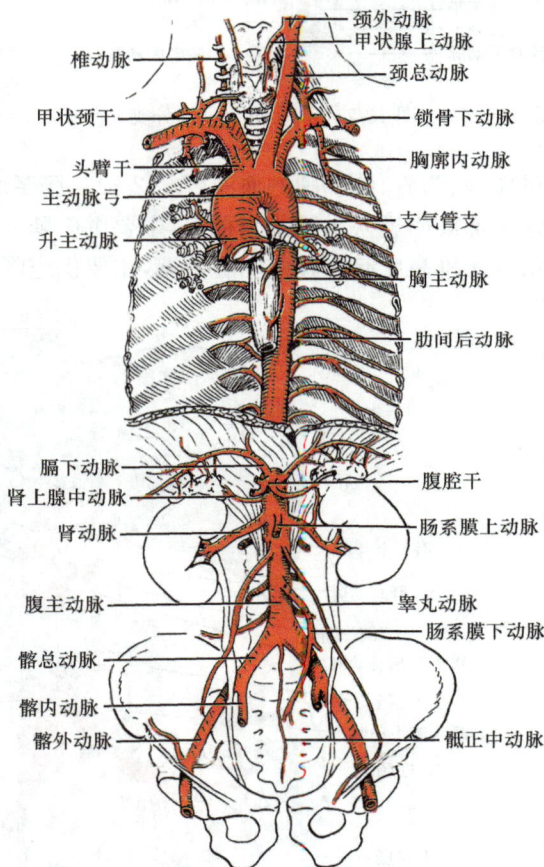

图 12-6　主动脉及其分支

2. 上肢的动脉　左锁骨下动脉起于主动脉弓，**右锁骨下动脉**起于头臂干，至腋窝称腋动脉，至臂部称肱动脉，肱动脉在肘部分为桡动脉和肱动脉，二者在手掌形成掌浅弓和掌深弓，分支支配手掌和指。

锁骨下动脉主要的分支有**椎动脉**，向上穿第 6～1 颈椎横突孔，经枕骨大孔入颅腔，分支分布于脑和脊髓。**胸廓内动脉**：在椎动脉起点的对侧发出，向下入胸腔沿第 1～6 肋软骨后面下降，分支分布于胸前壁、心包、膈和乳房等处。

3. 胸主动脉　胸主动脉是主动脉弓的延续，其壁支呈节段性分布，有肋间后动脉、肋下动脉、膈上动脉，分布于胸壁、腹壁上部、背部和脊髓等处（图 12-6）。脏支包括支气管支、食管支和心包支，为一些分布于气管、食管和心包的细小分支。

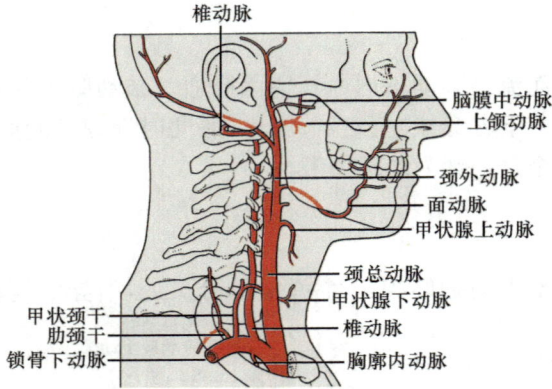

图 12-7 颈总动脉及其分支

4. 腹主动脉 腹主动脉是腹部的动脉主干,行于脊柱左前方,其分支有壁支与脏支之分。壁支细小,脏支粗大(图12-6)。壁支成对,主要有膈下动脉、腰动脉、骶正中动脉等,呈节段性分布于膈下面、腹后壁、脊髓和盆腔后壁。

脏支分为成对脏支和不成对脏支。

成对的脏支有:**肾上腺中动脉、肾动脉、睾丸动脉(卵巢动脉)**。

不成对的脏支有:**腹腔干**为一粗短动脉干,在动脉裂孔稍下方起自腹主动脉前壁,迅即分为胃左动脉、肝总动脉和脾动脉供应肝、胆囊、胰和脾的血液(图 12-8)。**肠系膜上动脉**在腹腔干稍下方发出,越过十二指肠水平部前面进入小肠系膜根部,主要供应胰、小肠、大部分结肠的血液。**肠系膜下动脉**约平第 3 腰椎高度起于腹主动脉前壁,主要供应降结肠、乙状结肠及直肠血液(图 12-8)。

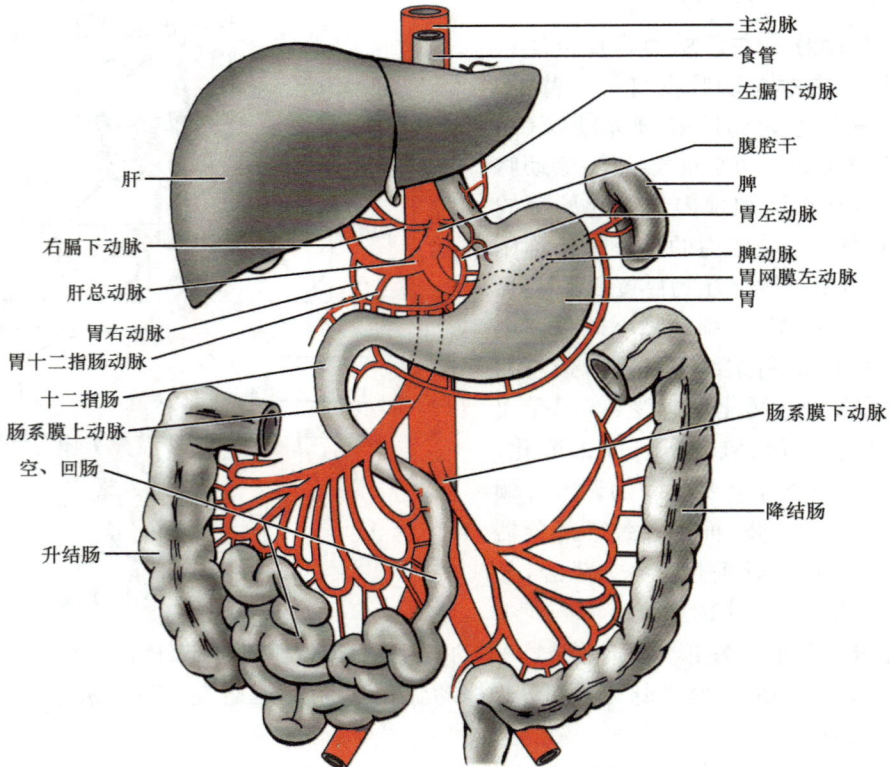

图 12-8 腹腔干及分支

5. 髂总动脉 髂总动脉为腹主动脉在第 4 腰椎高度分出的左、右两支,沿腰大肌的内侧缘行向外下方,在骶髂关节的前方分为髂内动脉和髂外动脉(图 12-9)。**髂内动脉**是盆部的动脉主干,为一短干,沿盆腔侧壁下行,发出壁支和脏支,供应盆腔脏器和臀部、外生殖器官血液(图 12-9)。**髂外动脉**沿腰大肌内侧缘向外下行至股部移行为股动脉。在腹股沟韧带稍上方发出**腹壁下动脉**。

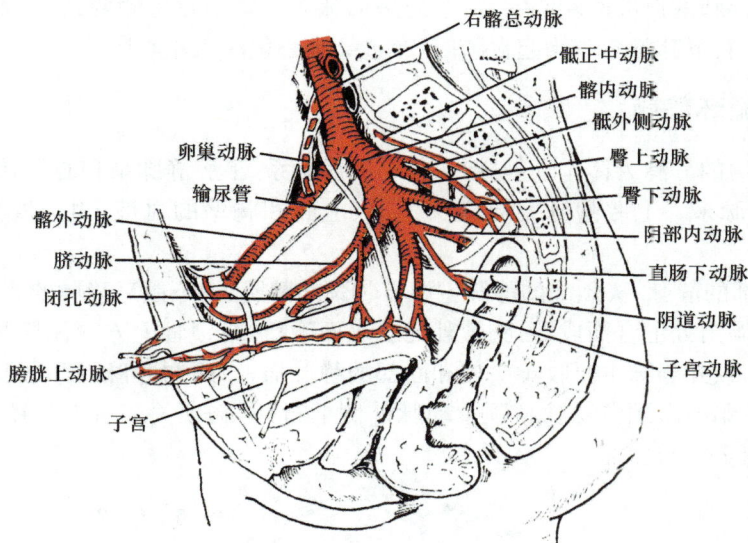

图 12-9 髂内动脉及其分支(女)

6. 下肢的动脉 股动脉行于股三角内,其主要分支有**股深动脉**,至腘窝,改名为腘动脉,腘动脉分为胫前、胫后动脉。**胫后动脉**沿小腿后群肌浅深两层之间下行至内踝与跟骨结节间转至足底,分为足底内、外侧终支。**胫前动脉**至小腿前群肌深面,经踝关节前方达足背,改名为足背动脉(图 11-2)。

三、静 脉

静脉是引导血液回心的血管,起始于毛细血管静脉端,止于心房。由于血液从小静脉逐步流向大静脉,故小静脉为归属大静脉的属支。

多数体循环静脉管腔内存在向心性瓣膜,称静脉瓣(头颈部静脉无瓣膜),以保障血液向心流动,防止倒流(图 12-10)。

静脉有深静脉与浅静脉之分。**浅静脉**位于皮下浅筋膜内又称**皮下静脉**,不与动脉伴行,最后注入深静脉。临床上通常经浅静脉抽血、注射、插管。

静脉网或静脉丛:静脉吻合较为丰富,在手足等部位吻合成静脉网,空腔脏器周围和其壁内常有丰富的静脉丛。浅静脉之间,浅、深静脉之间都存在广泛的交通,有利于建立侧支循环。

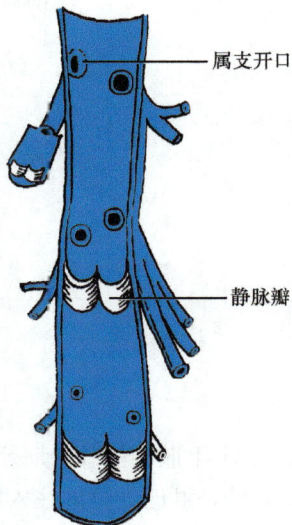

图 12-10 静脉瓣

（一）肺循环静脉

肺静脉引导肺的血液回左心室,流经的是动脉血。肺动脉每侧两条,分别为左上、左下肺静脉和右上、右下肺静脉。均起自肺门,穿过纤维心包注入左心房。

（二）体循环静脉

注入右心房的静脉为体循环静脉,包括上腔静脉系、下腔静脉系和心静脉系。

1. 上腔静脉系　上腔静脉系收集头颈部、上肢和胸壁的血液,由上腔静脉及其属支组成。

（1）头颈部的静脉:头颈部的静脉主要有①**颈外静脉**:由下颌后静脉的后支与耳后静脉和枕静脉在下颌角处汇合而成,沿胸锁乳突肌表面下行,在锁骨上方穿深筋膜,注入锁骨下静脉或静脉角,颈外静脉主要收集头皮和面部的静脉血;②**颈内静脉**:于颈静脉孔处续于乙状窦,在颈动脉鞘内沿颈内动脉和颈总动脉外侧下行,至胸锁关节后方与锁骨下静脉汇合成头臂静脉(图 12-11)。

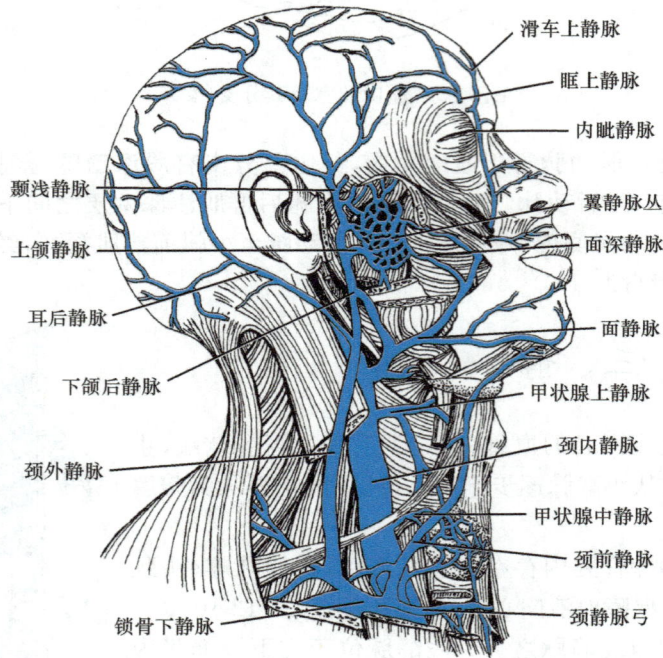

图 12-11　头颈部静脉

（2）上肢的静脉:**锁骨下静脉**续于腋静脉,与颈内静脉汇合成头臂静脉,汇合部位称**静脉角**,此处是淋巴导管的注入部位。锁骨下静脉的主要属支有腋静脉和颈外静脉(图 12-12)。

上肢浅静脉有起源于手背静脉网,主要有①**头静脉**:起自手背静脉网桡侧;②**贵要静脉**:起自手背静脉网尺侧;③**肘正中静脉**:通常在肘窝处连接头静脉和贵要静脉,临床上常经此静脉采血(图 11-2)。

上肢深静脉:与同名动脉伴行,且多为两条,较细。两条肱静脉在大圆肌下缘处汇合成**腋静脉**。

（3）胸部静脉：胸部主要有头臂静脉、腔静脉、奇静脉及其属支。

头臂静脉：由颈内静脉和锁骨下静脉在胸锁关节后方汇合而成。两头臂静脉至右侧胸肋结合处后方与右头臂静脉汇合成上腔静脉。

奇静脉：在右膈脚处起自右腰升静脉，沿食管后方、胸主动脉右侧上行，至第4胸椎高度向前跨右肺根上方注入上腔静脉。奇静脉沿途收集右侧肋间后静脉、食管静脉、支气管静脉和半奇静脉的血液（图12-13）。**上腔静脉**由左、右头臂静脉汇合而成，沿升主动脉右侧下行，注入右心房。穿纤维心包前收纳奇静脉（图12-13）。

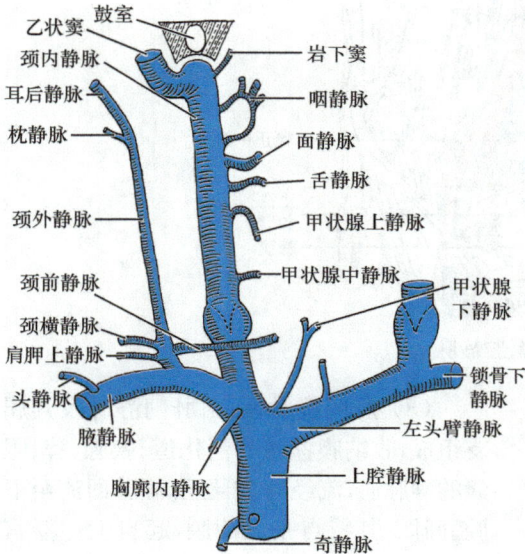

图12-12　颈静脉角及上腔静脉

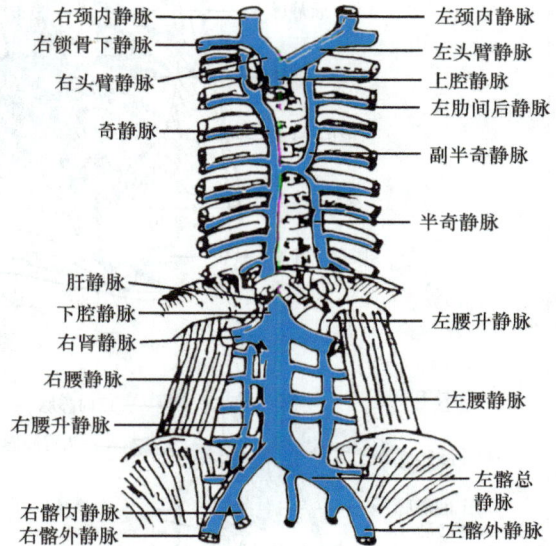

图12-13　上、下腔静脉及胸、腹后壁静脉

2. 下腔静脉系　**下腔静脉**由左右髂总静脉在第4、5腰椎右前方汇合而成，沿主动脉右侧和脊柱右前方上行，经肝的腔静脉沟后穿膈的静脉裂孔进入胸腔注入右心房（图12-13）。

下腔静脉系由下腔静脉及其属支组成，收集下半身的静脉血。

（1）下肢静脉：下肢浅静脉起源于足背静脉网。**小隐静脉：**在足外侧缘起自足背静脉弓，经外踝后方沿小腿后面上行，至腘窝下角处注入腘静脉。**大隐静脉：**在足内侧缘起自足背静脉弓，依次经内踝前方、小腿内面、大腿内侧面上行，至耻骨结节外下方3～4cm处从大腿阔筋膜的卵圆窝穿筛筋膜注入股静脉。大隐静脉行程长，位于皮下，缺乏有效的肌肉保护，因而长期站立和行走易致其曲张。

足和小腿的深静脉与同名动脉伴行，均为两条。胫前静脉和胫后静脉汇合成腘静脉，腘静脉穿收肌腱裂孔移行为**股静脉**，股静脉伴股动脉内侧上行，穿腹股沟韧带深面移行为髂外静脉。股静脉在腹股沟韧带下方处是常用的静脉插管部位。

（2）腹、盆部的静脉：**髂外静脉**是股静脉的直接延续，左右髂外静脉在骶髂关节的前方汇合成髂总静脉。髂外静脉接受腹壁下静脉和旋髂深静脉的注入。**髂内静脉**与髂外静脉汇合成髂总静脉，其属支与同名动脉伴行。**髂总静脉**由髂内、外静脉汇合而成，伴髂总动脉上行至第5腰椎右侧，右侧髂总静脉汇合成下腔静脉（图12-13，图12-14）。

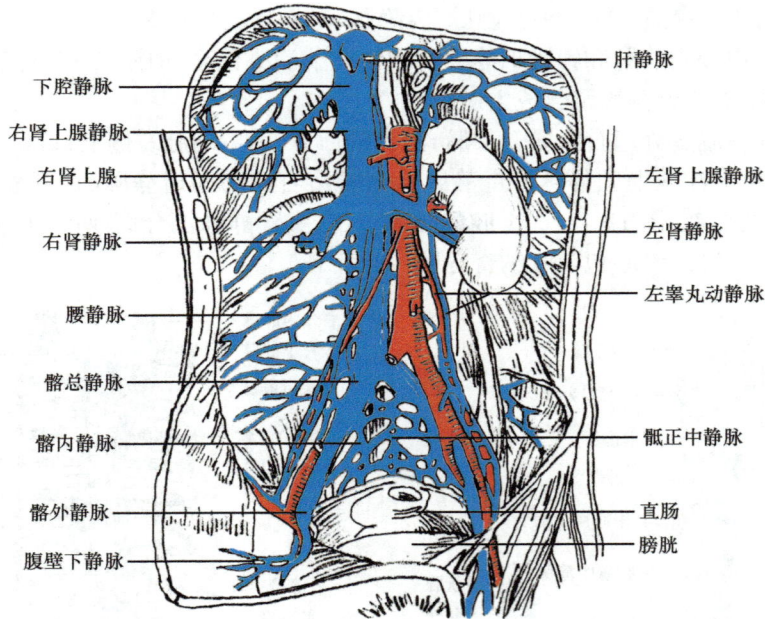

图 12-14　腹盆腔静脉

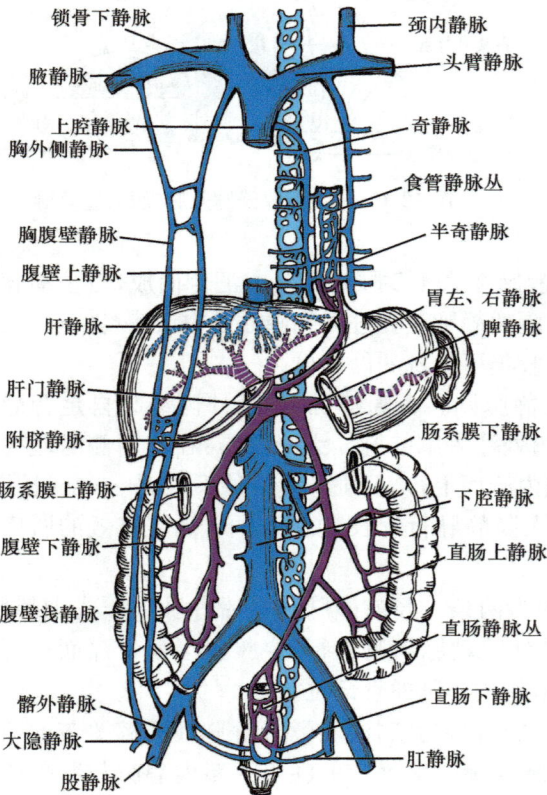

图 12-15　肝门静脉

（3）肝门静脉系：由肝门静脉及其属支组成，收纳腹盆腔的消化道、胰腺、脾、胆囊的静脉血，流经肝，再经肝静脉回流至下腔静脉。其特点是无瓣膜，起自上述器官的毛细血管而又终于肝血窦，血液含有高浓度的从胃肠道吸收而来的营养物质。

肝门静脉是由肠系膜上静脉和脾静脉在胰颈后方汇合而成的一条主干，经胰颈和下腔静脉之间上行，进入肝十二指肠韧带，行于胆总管和肝固有动脉后方，至肝门处分为左、右两支进入肝脏，在肝内反复分支，最终流入肝血窦。肝门静脉的血流量占肝总血流量的 70%。肝血窦含有来自肝门静脉和肝动脉的血流，最终经肝静脉流入下腔静脉（图 12-15）。

在正常情况下，肝门静脉血流经肝脏，经肝静脉汇入下腔静脉。如果肝的疾患导致肝血窦容积缩小（如肝硬化）、肝门静脉及其分支直接受阻或受压迫（如胰头处肿瘤），可以导致肝门静脉回流障碍，门静脉内压力增高。此时门静脉可借其与上、下腔静脉的吻合，形成侧支循环，因而，部分门静脉血液不经肝脏直接流入到上、下腔静脉（图 12-15）。

第十三章 淋巴系统

淋巴系统由**淋巴管道**、**淋巴组织**和**淋巴器官**组成(图 13-1)。

当血液流经毛细血管时,水分及营养物质透过毛细血管壁进入组织间隙,形成组织液。组织液与细胞进行物质交换后,大部分被毛细血管重吸收进入小静脉,小部分水分和大分子物质进入毛细淋巴管形成淋巴。自小肠绒毛中的中央乳糜池至胸导管的淋巴管道中的淋巴因含乳糜微粒呈白色,其他部位淋巴管道中的淋巴无色透明。淋巴沿淋巴管道向心性流动,途中经过若干淋巴结,最后流入静脉。因此,将淋巴系统视为心血管系的辅助系统,协助静脉引流组织液。

一、淋巴器官

淋巴器官包括**淋巴结**、**脾**、**胸腺**和**扁桃体**等,具有产生淋巴细胞、过滤淋巴、吞噬细菌和进行免疫应答等功能。

淋巴结为大小不等的圆形或椭圆形灰红色小体,直径约 2~25 mm。其一侧隆凸,有数条输入淋巴管进入,另一侧凹陷,有 1~2 条输出淋巴管及血管和神经出入(图 13-2)。一个淋巴结的输出淋巴管可成为另一个淋巴结的输入淋巴管。淋巴结的功能是滤过淋巴并引起免疫反应。淋巴结多成群分布。

脾是人体最大的淋巴器官,呈椭圆形,暗红色,质软而脆,受暴力打击易破裂。脾位于左季肋区胃底与膈之间。

胸腺是淋巴器官,但又具有内分泌功能(详见内分泌系统)(图 13-3)。

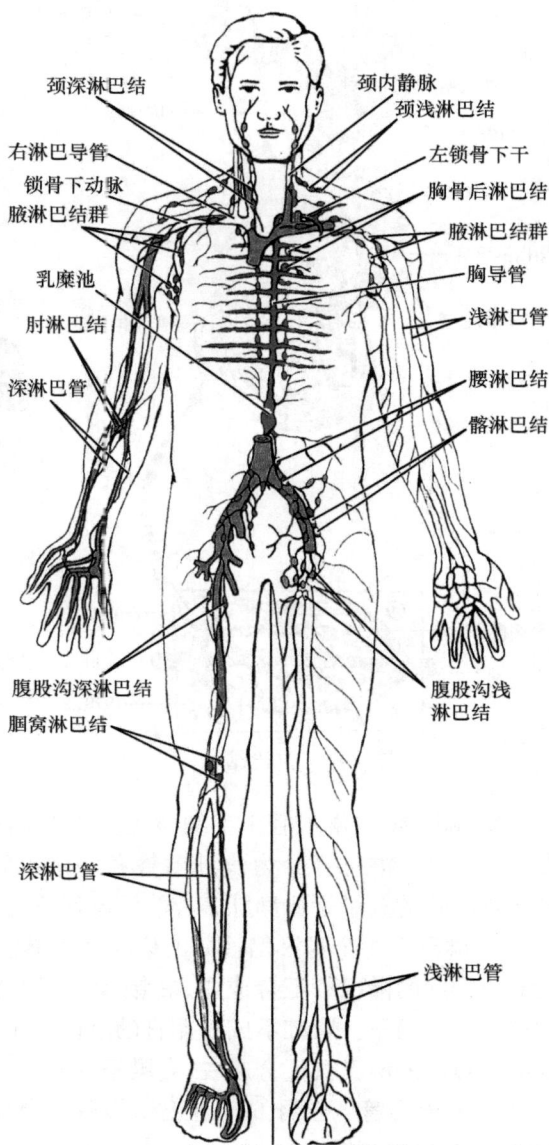

图 13-1　淋巴系统概观

二、淋巴管道

淋巴管道分为**毛细淋巴管**、**淋巴管**、**淋巴干**和**淋巴导管**。

1. 毛细淋巴管　毛细淋巴管是淋巴管道的起始部分。它以膨大的盲端起于组织间隙,彼此吻合成毛细淋巴管网,然后汇入淋巴管。其通透性大于毛细血管,因此,一些大分子物质如蛋白质、脂滴、细菌、异物和肿瘤细胞等较容易进入毛细淋巴管。上皮、角膜、晶状体、软骨、脑和脊髓等处无毛细淋巴管。

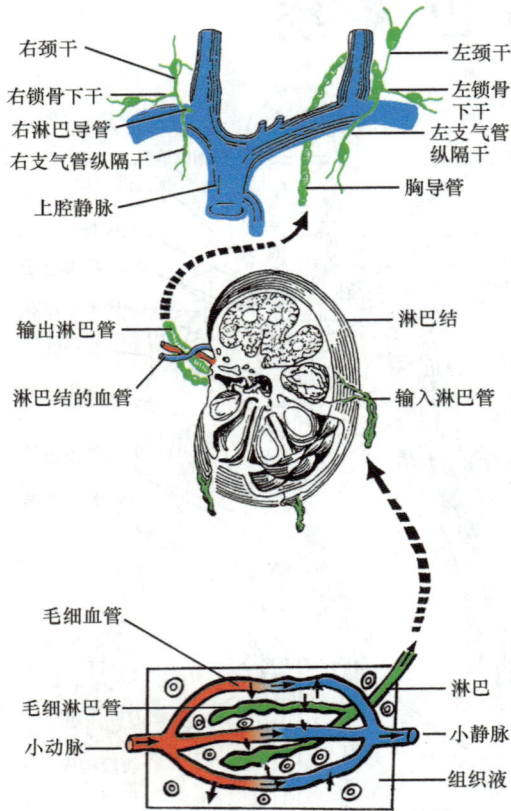

图 13-2 淋巴结

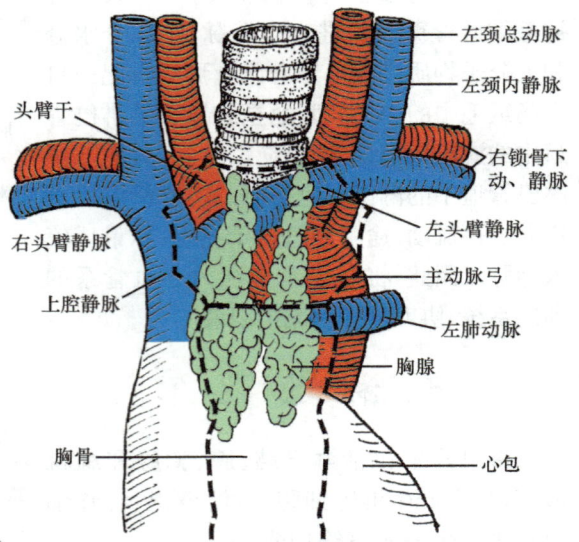

图 13-3 胸腺

2. 淋巴管 淋巴管由毛细淋巴管汇合而成。淋巴管在向心行程中,通常经过一个或多个淋巴结。淋巴管分为浅淋巴管和深淋巴管两类。常与静脉伴行,收集相应区域的淋巴。淋巴管的数量远比静脉多,浅、深淋巴管之间存在丰富的交通。

3. 淋巴干 全身淋巴管共汇集成 9 条淋巴干。头颈部淋巴管汇合成**左、右颈干**。上肢及部分胸壁的淋巴管汇合成**左、右锁骨下干**。胸腔器官及部分胸腹壁的淋巴管汇合成**左、右支气管纵隔干**。腹腔不成对器官的淋巴管汇合成 1 条**肠干**。下肢、盆部和腹腔成对器官及部分腹壁的淋巴管汇合成**左、右腰干**(图 13-1)。

4. 淋巴导管 全身 9 条淋巴干最后汇合成 2 条**淋巴导管**,即**胸导管**和**右淋巴导管**,分别注入左、右静脉角。

5. 胸导管 胸导管是全身最大的淋巴导管,长约 30～40cm,通常在第 1 腰椎体前方由一条肠干和左、右腰干汇合而成,其起始处的膨大,称**乳糜池**(图 13-1)。胸导管经膈的主动脉裂孔入胸腔,在食管右后方沿脊柱上行,注入左静脉角。胸导管引流两下肢、腹部、盆部、左胸部、左上肢和左头颈部的淋巴,即全身 3/4 部位的淋巴。

右淋巴导管(图 13-1)位于右颈根部,长约 1～1.5cm,由右颈干、右锁骨下干和右支气管纵隔干汇合而成,注入右静脉角。右淋巴导管引流右头颈部、右上肢和右胸部的淋巴,即全身 1/4 部位的淋巴。

第四篇 感觉器官

感觉器官简称感官,由感受器及其附属器组成。**感受器** receptor 是机体感觉内、外环境刺激的结构。可将接受的刺激转化为神经冲动,并传至大脑皮质,产生感觉。

第十四章 视 器

视器又称眼,可感受光波刺激并将其转变为视觉,由眼球和眼副器两部分构成。

一、眼 球

眼球近似球形,为视器的主要组成部分,位于眶的前部,借筋膜连于眶壁。
眼球由眼球壁及其内容物构成。

(一)眼球壁

眼球壁由内向外可分为外膜、中膜、内膜3层。

1. 外膜 外膜又称**纤维膜**,由致密结缔组织构成,较坚韧,具有保护眼球内容物和维持眼球形态的作用,可分为角膜和巩膜两部分(图 14-1)。

角膜居于外膜的前 1/6,无色透明,呈前凸状,无血管,富含感觉神经末梢,有屈光作用。

巩膜居于外膜的后 5/6,呈乳白色,不透明,由致密结缔组织构成,厚而坚韧,有眼外肌附着。巩膜与角膜交接处,称**角膜缘**。该缘深部有一环行小管,称**巩膜静脉窦**(图 14-1),房水可经此回流入血。

2. 中膜 又称**眼球血管膜**,呈棕黑色,富含血管和色素细胞,可营养眼球壁和吸收眼内散光。由前向后可分为虹膜、睫状体和脉络膜3部分。

虹膜 为一圆盘状薄膜,位于角膜后方,呈冠状位。正中有一圆孔,称**瞳孔**,孔径约 2.5~5.0mm。孔的周围有两种平滑肌:呈放射状排列的**瞳孔开大**

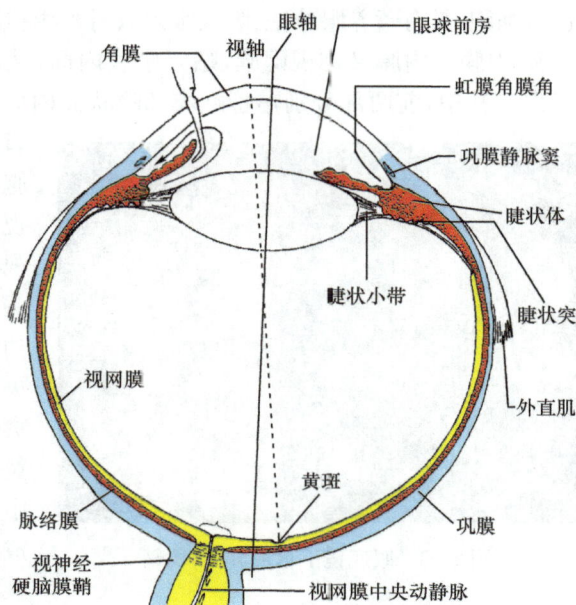

图 14-1 眼球结构模式图

肌和呈环行排列的**瞳孔括约肌**,可随光照强度变化反射性地调节瞳孔的大小,以调节进入眼球的光线量(图14-2)。瞳孔对光反射是临床进行神经系统疾病定位诊断和病情危重程度判断的重要指标。

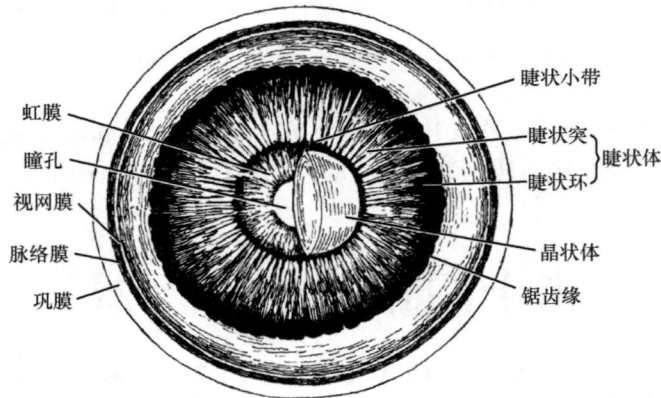

图 14-2　瞳孔后面观示睫状体、虹膜及晶状体

在活体上,透过角膜可看到虹膜及瞳孔。虹膜的颜色取决于色素的多少,因种族和个体而异。白色人种,因缺乏色素,虹膜呈浅黄色或浅蓝色;有色人种因色素多,虹膜呈棕褐色。

睫状体　是中膜环形增厚部分,位于角膜和巩膜连接处内面。前部有放射状突起,称**睫状突**,上有睫状小带与晶状体相连;后部平坦,称**睫状环**。内有一平滑肌,称**睫状肌**,该肌收缩可使睫状环缩小,睫状突向内,使睫状突与晶状体中轴面接近,从而使睫状小带松弛,晶状体囊松弛,晶状体因本身弹性而变厚,从而调节晶状体的曲度。睫状体还可产生房水(图14-2)。

脉络膜　为中膜的后2/3部,由疏松结缔组织构成,柔软光滑而有弹性,呈棕色,富含血管和色素细胞,具有营养眼球壁、吸收眼内散射光线和调节眼内压的功能(图14-1,图14-2)。

3. 内膜　内膜又称**视网膜**,贴于中膜内面,从前向后可分3部:虹膜部、睫状体部和脉络膜部。其中,前两部分别贴于虹膜和睫状体内面,因缺乏视细胞而无感光作用,称**视网膜盲部**;脉络膜部紧贴于脉络膜内面,有视细胞分布,可感受光波刺激,称**视网膜视部**。视部后部又称**眼底**,有一白色圆形隆起,为视神经的起始处,称**视神经盘**或**视神经乳头**(图14-3)。该处因无感光细胞而无感光功能,生理上称**盲点**。该处边缘较隆起,中央凹陷称视神经盘陷凹,中央有视网膜中央动、静脉出入。在视神经盘颞侧处有一黄色区,称**黄斑**,活体呈褐色或红褐色,其中部凹陷,称**中央凹**,由密集的视锥细胞构成,是感光和辨色最敏锐的部位。

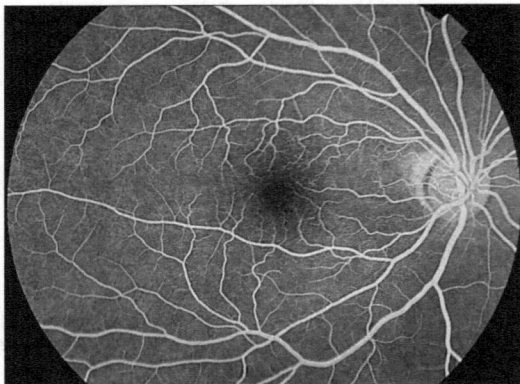

图 14-3　眼底镜下示视乳头、黄斑

视网膜视部内层为**神经细胞层**,主要由3层细胞组成,由外向内依次是:视细胞、双极细胞和节细胞。①**视细胞**:又称**感光**

细胞，有**视杆细胞**和**视锥细胞**两种，视杆细胞感受弱光，不能辨色；视锥细胞感受强光，具有辨色的能力。②**双极细胞**：位于三层神经细胞的中层，是联络神经元，能将来自视细胞的视觉神经冲动传导至节细胞。神经细胞层内的细胞之间借轴突和树突依次互相联系。③**节细胞**：节细胞的轴突沿视网膜内面向视神经盘处汇集成束，然后在眼球的后壁穿出，形成视神经（图14-4）。

视网膜的色素上皮层和神经细胞层之间的连接比较疏松，在某些病理情况下，可以导致两层之间发生分离，引起视觉减弱或丧失，也就是临床上所谓的"视网膜剥离症"。

（二）眼球内容物

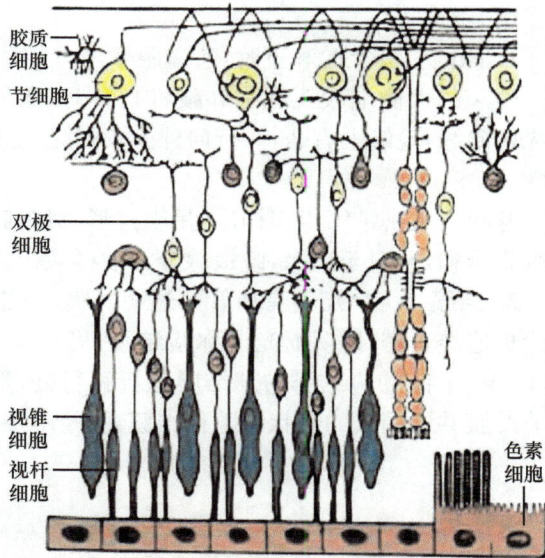

图 14-4　视网膜组织结构模式图

眼球内容物包括房水、晶状体和玻璃体（图 14-1）。这些结构均无色透明且无血管分布，具有屈光作用，与角膜共同组成眼的屈光系统，使进入眼内的光线达视网膜后形成清晰的像。

1. 房水　充满于眼房内的无色透明液体。眼房是位于角膜与晶状体间的腔隙，以虹膜为界，前为**前房**，后为**后房**，两者借瞳孔相通。房水由睫状体产生，渗入巩膜静脉窦。房水的功能是营养角膜和晶状体、维持眼内压和折光。

2. 晶状体　位于虹膜和玻璃体之间，呈前面略平的双凸透镜状，由平行排列的晶状体纤维构成，弹性较好，无血管和神经。眼球的屈光系统中，晶状体是唯一可调节的屈光装置。看近物时，睫状肌收缩，睫状体向前内移位，靠近晶状体，睫状小带松弛，晶状体因本身弹性而变厚，尤其是前面的曲度加大，屈光能力增强。看远物时，睫状肌舒张，睫状体向后外侧移位，睫状小带拉紧，使晶状体变薄，屈光能力减弱。总之，通过睫状肌的收缩和舒张，从而达到对晶状体屈光能力的调节，以便确保远近不同的物体在视网膜上清晰成像。

如果眼球前后径过长或屈光系统的屈光度过大，看远物时，物像落在视网膜前方，导致视物不清，称**近视**；当眼球前后径过短或屈光系统的屈光度过小，看近物时物像落在视网膜后方，导致视物不清，称**远视**。老年人晶状体弹性减退，睫状肌对晶状体的调节能力减弱，看近物时，晶状体屈光度不能相应增大，导致视物不清，称**老视**，俗称老花眼。

晶状体可因发育异常、病变、创伤、老化或代谢障碍等原因而混浊，称**白内障**。

3. 玻璃体　为晶状体与视网膜之间的无色透明胶状物，体积约占眼球内腔的4/5，表面覆有玻璃体膜，前面略凹，称玻璃体凹；其他部分与睫状体和视网膜相邻。玻璃体具有屈光、维持眼球形状和支撑视网膜的作用。

二、眼　副　器

眼副器包括眼睑、结膜、泪器、眼球外肌、眶筋膜和眶脂体等，有保护、支持和运动眼球的作用。

1. 眼睑 分上睑和下睑，遮盖眼球前方，对眼球起保护作用。上、下睑之间的裂隙称**睑裂**。睑裂的外侧端较锐利称**外眦**，内侧端钝圆称**内眦**，内眦附近的隆起称**泪阜**。眼睑的游离缘称**睑缘**，睑缘上有2～3行向外生长的睫毛，睫毛根部的皮脂腺称**睑缘腺**，它开口于睫毛毛囊。

睑板由致密结缔组织构成，呈半月形，对眼睑有支撑作用。睑板内有许多**睑板腺**，与睑缘垂直排列，开口于睑缘，睑板腺分泌油样液体，有润滑睑缘、防止泪液外溢的作用。

2. 结膜 为一层富有血管的透明薄膜，一部分位于眼睑后面，被覆于睑板内面的黏膜，与睑板连结紧密，透明而光滑称**睑结膜**；另一部分覆盖在巩膜前面，与巩膜连结疏松，称**球结膜**，上、下睑的睑结膜与球结膜返折移行处，形成**结膜穹隆**，即结膜上穹和结膜下穹。各部分结膜共同围成的囊状腔隙称**结膜囊**，经睑裂与外界相通（图14-5，图14-6）。

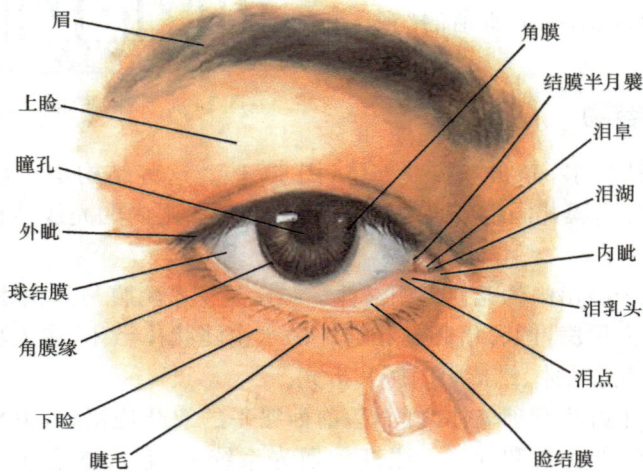

图14-5 眼的体表观

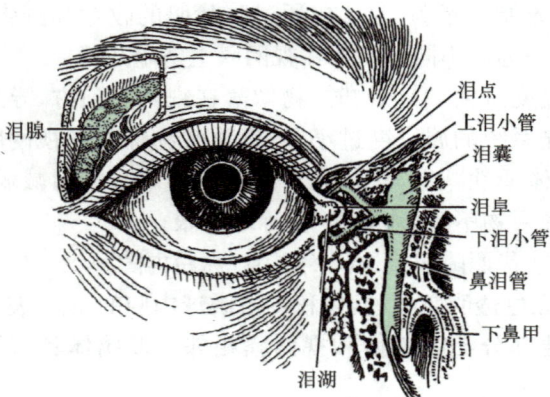

图14-6 泪器

3. 泪器 包括泪腺和泪道。**泪腺**位于眼眶上壁外侧的泪腺窝内，有10～20个排泄管，开口于结膜上穹外侧部。其所分泌的泪液，有润滑眼球、冲洗微尘和灭菌（含溶菌酶）作用。多余的泪液流向泪湖，经泪点、泪小管进入泪囊，再经鼻泪管到鼻腔。**泪道**包括泪点、泪小管、泪囊和鼻泪管。**鼻泪管**位于骨鼻泪管内，为一膜性管道，末端开口于下鼻道的外侧壁（图14-6）。

4. 眼球外肌 共7块，均为骨骼肌，包括1块提上眼睑的上睑提肌和运动眼球的4块直肌、2块斜肌（图14-6）。运动眼球的眼球外肌收缩时，共同参与协同作用才能保证眼球的正常运动，使眼球保持正常眼位。例如：仰视时，必须是两侧上直肌和下斜肌同时收缩;侧视时,是一侧的外直肌和另一侧的内直肌同时收缩;两眼聚视中线(聚合)时,为两眼的内直肌同时收缩(图 14-7,图 14-8)。

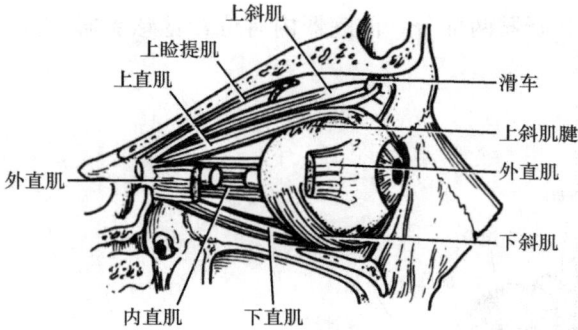

图 14-7 眼外肌

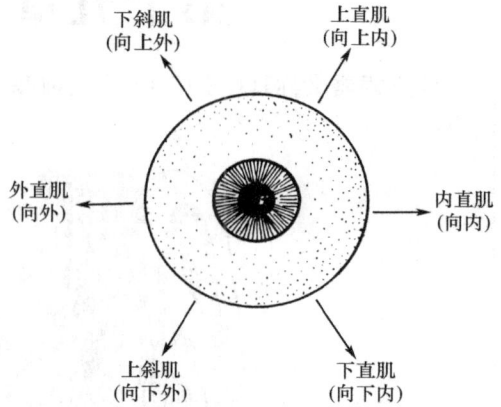

图 14-8 眼外肌的作用

当某一块眼球外肌麻痹时,在其拮抗肌的作用下,眼球向相反方向转位,两侧眼球转向出现差异,形成**斜视**。例如:内直肌麻痹后,在外直肌作用下,眼球前极向外侧倾斜。斜视发生后,同一目标的物体不能投射到两眼视网膜的对应点上,视觉中枢不能将两眼传入的信息融合到一起,于是将同一个物体看成是分离的两个物体,这种现象称**复视**。

5. 眶筋膜和眶脂体 眼球并非完全充满眼眶,其余空间由眶筋膜和眶脂体等所填充。这些组织对眼球在眶内的固定和活动有重要意义。

第十五章　前庭蜗器

前庭蜗器又称**耳**(图 15-1)包括**前庭器**和**听器**两部分。前庭器内有位置觉感受器,听器内有听觉感受器。

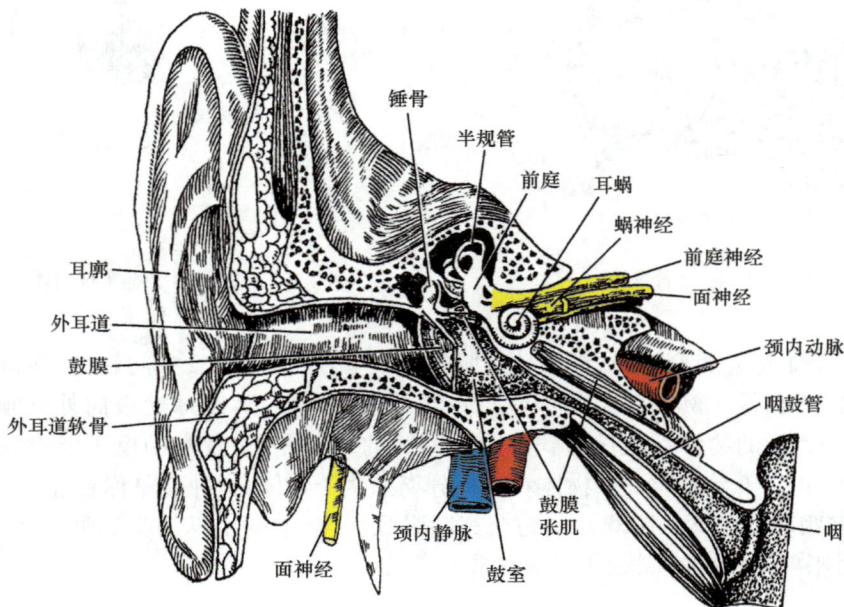

图 15-1　耳的构成

按照结构部位,耳可以分为外耳、中耳和内耳 3 部分。外耳和中耳是收集和传导声波的装置,属于耳感受器的附属器官,内耳是接受声波和位置改变刺激的感受器。

一、外　　耳

外耳包括耳廓、外耳道和鼓膜 3 部分。

1. 耳廓　主要由弹性软骨和结缔组织构成,富含血管和神经,外覆皮肤,皮下组织较少,具有收集声波的作用。其下部称**耳垂**,柔软而无软骨,由结缔组织和脂肪构成,是临床采血的常选部位。

2. 外耳道　为外耳门至鼓膜间的弯曲管道,成人长约 2.0～2.5cm,前壁和下壁较后壁和上壁长。外 1/3 为软骨部,与耳廓软骨相续;内 2/3 为骨部。成人全长呈"S"形,但婴幼儿尚未发育完全,短而平直。

外耳道皮肤较薄,内含有丰富的感觉神经末梢、毛囊、皮脂腺和耵聍腺。耵聍腺的分泌物为黄褐色黏稠液体,干燥后形成痂块,称为耵聍。外耳道皮下组织极少,皮肤与骨膜或软骨膜结合紧密,不易移动,故外耳道发生疖肿时,因张力较大而疼痛剧烈。

成年人检查外耳道和鼓膜时,应向后上方牵拉耳廓,使外耳道变直;婴幼儿检查时需向后下牵拉耳廓。

3. 鼓膜　为位于外耳道底与鼓室之间的椭圆形半透明薄膜（图15-2）。呈漏斗状，由皮肤、纤维和黏膜构成。外侧面向前外下倾斜，成人与外耳道底呈45°角，婴幼儿鼓膜倾斜较大，几乎呈水平位；中部内陷，称**鼓膜脐**，内附锤骨柄。

二、中　耳

中耳由鼓室、咽鼓管、乳突窦和乳突小房构成，均位于颞骨岩部，各部内衬黏膜，相互连续，故若有病变可相互蔓延。

1. 鼓室　为鼓膜与内耳之间的一不规则含气小腔，由颞骨岩部、鳞部、鼓部及鼓膜围成，容积约1～2ml。前以咽鼓管通鼻咽部，后由乳突窦通乳突小房。内衬黏膜，与咽鼓管和乳突窦的黏膜相续。

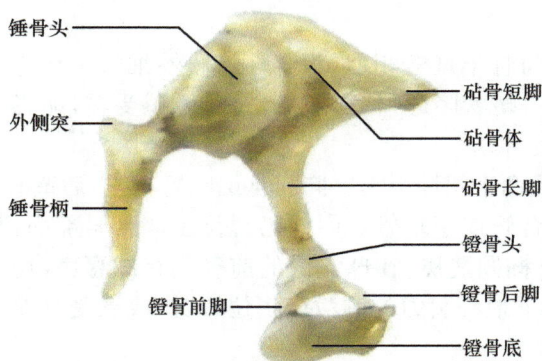

图 15-2　鼓膜

2. 听小骨　由外向内依次为**锤骨、砧骨和镫骨**。3块听小骨借关节和韧带构成听骨链，形成一"曲杠杆"结构，可将声波从鼓膜传至内耳，并放大声波。因听骨链具有杠杆作用，可提高传音的效率，故安静时，微弱的声音即可被感觉到。炎症引起听骨粘连，听骨链的活动受到限制，可使听觉减弱（图15-3）。

3. 咽鼓管　为通连咽与鼓室的管道，长3.5～4.0cm，可分为前内侧的软骨部和后外侧的骨部。两部的移行处管腔最窄，

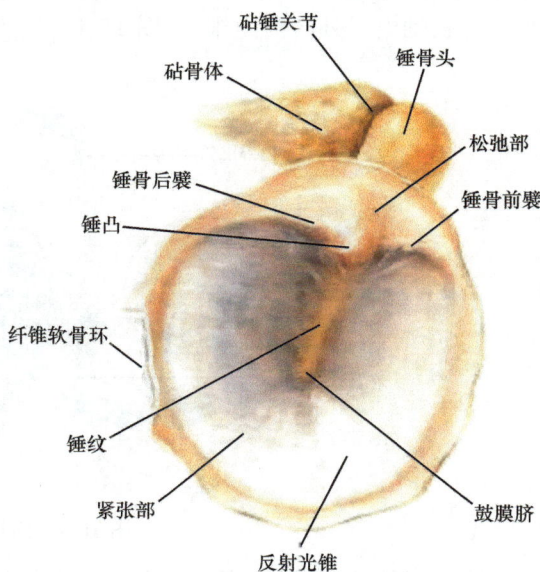

图 15-3　听小骨链

仅1～2mm，称咽鼓管峡。咽鼓管鼓室口开口于鼓室前壁，咽口开口于鼻咽后部，管内有黏膜与咽部黏膜和鼓室黏膜相连。平时该管咽部的开口处于闭合状态，当吞咽、张口时开放，空气进入鼓室，可使鼓膜两侧压力平衡，对维持其正常位置、形状及振动功能均有重要意义。

4. 乳突窦和乳突小房　是鼓室向后的延伸，**乳突窦**是鼓室与乳突小房间的小腔，向前开口于鼓室，向后与乳突小房相通连。**乳突小房**为颞骨乳突内许多含气小腔隙，大小不等，形态不一，互相通连，腔内衬以黏膜，且与乳突窦和鼓室的黏膜相连续。

三、内　耳

内耳又称**迷路**，位于颞骨岩部内，介于鼓室与内耳道底之间，是一系列结构复杂的弯曲管道，内有位觉和听觉感受器。依其构造，可分为骨迷路和膜迷路。

1. 骨迷路　由相互连通的骨半规管、前庭和耳蜗3部分组成，均由密质骨构成，大致沿

颞骨岩部长轴由后外向前内排列(图 15-4)。

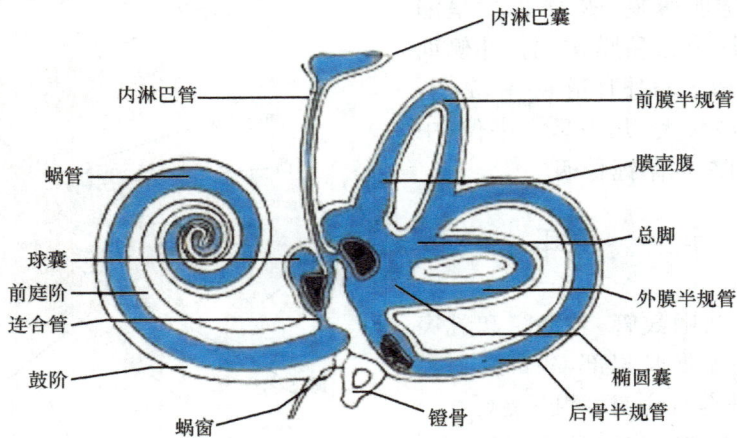

图 15-4　内耳(迷路)

耳蜗位于颞骨岩部内,在前庭的前方,为蜗螺旋管环绕蜗轴约两圈半而形成的外形酷似蜗牛壳的结构。

2. 膜迷路　由椭圆囊球囊、膜半规管和蜗管 3 部分构成,套在骨迷路内,封闭且相互连通,其内充满内淋巴(图 15-4)。

膜半规管位于同名的骨半规管内,形状与骨半规管相似,为半环形膜性细管。在骨壶腹内的膨大部分称**膜壶腹**,其管壁内面都有一嵴状隆起,称**壶腹嵴**,是位觉感受器,能感受头部旋转变速运动的刺激,产生运动觉的神经冲动。

椭圆囊和**球囊**均位于骨迷路的前庭内,为两个膜性小囊。椭圆囊位于后上方,后壁有 5 个开口连通膜半规管,球囊下端以一细的连合管连于蜗管。内淋巴囊位于颞骨岩部内,与椭圆囊相连接。在椭圆囊内的底和前壁上有**椭圆囊斑**,在球囊内的前壁上有**球囊斑**,均为白色小斑,是位置觉感受器,能感受静止状态下地心引力的刺激产生位置觉,或感受直线变速运动的刺激,产生运动觉的神经冲动。

蜗管(图 15-5)位于为蜗螺旋管内,是骨螺旋板游离缘与蜗螺旋管周缘之间的一条横断面呈三角形的膜管,内有突向蜗管内腔的隆起,随蜗管延伸成螺旋形,称**螺旋器**,又称 Corti 器(图 15-5B),为听觉感受器,能感受声波刺激,产生听觉的神经冲动。

四、内耳的功能

1. 位觉感受　椭圆囊斑、球囊斑和壶腹嵴合称前庭器,可感受头部位置变化时的直线变速运动及旋转运动刺激,引起各种姿势调节反射和内脏功能的变化。

当前庭器官受到过强、过久刺激,或其功能过于敏感时,常会引起恶心、呕吐、眩晕、皮肤苍白等前庭植物性神经反应。有的人其功能过于敏感,极易发生晕车、晕船等。

2. 产生听觉　声波的传导有两种方式:

(1) **空气传导**(图 15-6):其途径有两种:①声波由空气传至耳廓,由耳廓收集,经外耳道传至鼓膜,引起鼓膜振动,再经听骨链将声波转为机械能并放大,传至镫骨底,由前庭窗传入内耳的外淋巴,经蜗管的前庭壁引起内淋巴振动,然后刺激螺旋器,使毛细胞的听毛与盖

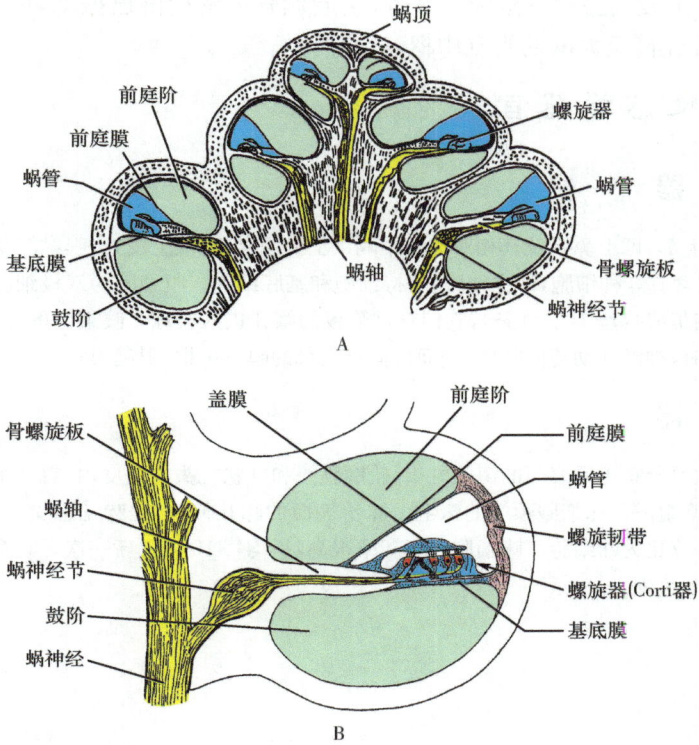

图 15-5　耳蜗
A. 切面图；B. 螺旋器模式图

膜接触,毛细胞兴奋,从而产生神经冲动,再经蜗神经传至大脑的听觉中枢,产生听觉。正常情况下以该途径为主;②声波由空气传至耳廓,由耳廓收集,经外耳道传至鼓膜,引起鼓膜振动(若鼓膜穿孔,可直接从外耳道传至鼓室内空气),再经鼓室内空气振动引起蜗窗处第二鼓膜振动,然后传入内淋巴,刺激螺旋器,使毛细胞的听毛与盖膜接触,毛细胞兴奋产生神经冲动,经蜗神经传至大脑的听觉中枢,产生听觉。正常情况下,该途径传导声波的效能甚微,只能产生微弱的听力。

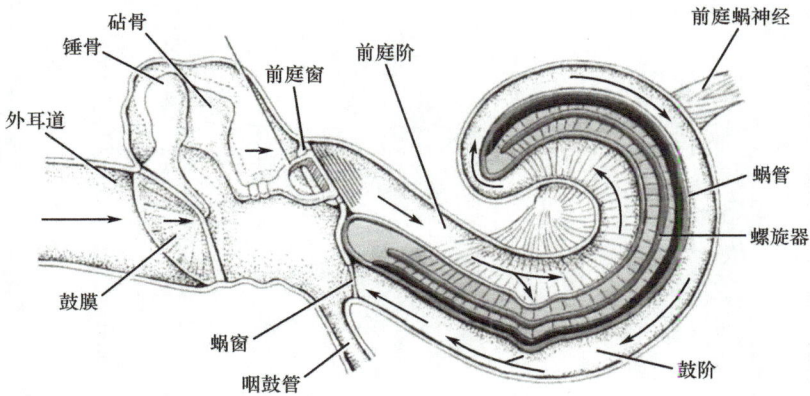

图 15-6　声波经空气传导路径

（2）**骨传导**：声波的振动直接传给颅骨，引起颞骨内的内淋巴振动，刺激螺旋器形成神经冲动，再经蜗神经传至大脑的听觉中枢，产生听觉。

【附】 其他感觉器官

一、嗅　　器

嗅器在鼻腔的上部，即上鼻甲及其相对的鼻中隔以上的嗅黏膜（嗅上皮）。嗅黏膜呈淡黄色，两侧总面积约 $5cm^2$。嗅上皮含有 3 种细胞，即主细胞、支持细胞和基底细胞。嗅细胞为双极细胞，细胞的远端有纤毛，嗅细胞的中枢突集成嗅丝（约 20 条），它们穿过筛板的筛孔进入嗅球。嗅细胞的纤毛受到存在于空气中的物质分子刺激时，神经冲动传向嗅球，进而传向更高级的嗅觉中枢，引起嗅觉。

二、味　　器

味器即味蕾，主要分布于舌表面的菌状乳头、轮廓乳头和叶状乳头的上皮内，每一个味蕾都由味细胞、支持细胞和基底细胞组成。味细胞顶端的味毛由味蕾表面的味孔伸出，是味觉感受的关键部位。基细胞属未分化细胞，它将分化为味细胞。味细胞的更新率很高，平均每 10 天更新一次。儿童味蕾较成人为多，老年时因萎缩而逐渐减少。

第五篇 神经系统

第十六章　神经系统概论

　　人体的各器官、各系统都是在神经系统的调节和控制下进行活动的,从而保证机体活动的统一与协调,使人体成为一个有机整体。神经系统还通过全身感受器不断接受内、外环境的各种刺激,使机体做出适宜的反应,以维持机体内环境的平衡,并发生与外环境相适应的变化,保证生命活动的正常进行及自身的生存。

　　人类神经系统经过了漫长的生物进化过程而获得更为高级的功能,尤其是在生产劳动、语言交流以及思维活动的推动下,促进了大脑的高度发展,使大脑成为语言文字、思维意识、情感活动的物质基础。人类神经系统的功能远远超越了一切动物,不仅能适应和认识世界,而且能主动地改造世界。

一、神经系统的区分

　　神经系统在形态和功能上是一个整体,为了叙述方便,将其分为中枢神经系统和周围神经系统(图 16-1)。

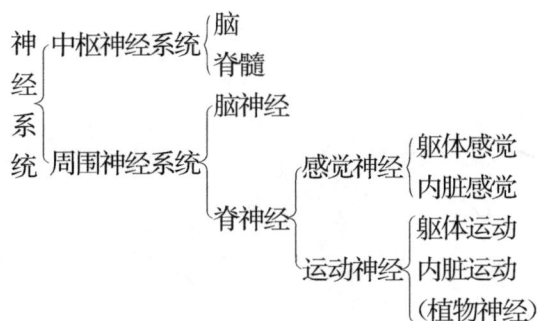

神经系统 ┬ 中枢神经系统 ┬ 脑
　　　　 │　　　　　　　└ 脊髓
　　　　 └ 周围神经系统 ┬ 脑神经
　　　　　　　　　　　　└ 脊神经 ┬ 感觉神经 ┬ 躯体感觉
　　　　　　　　　　　　　　　　 │　　　　　└ 内脏感觉
　　　　　　　　　　　　　　　　 └ 运动神经 ┬ 躯体运动
　　　　　　　　　　　　　　　　　　　　　　├ 内脏运动
　　　　　　　　　　　　　　　　　　　　　　└ (植物神经)

　　脑和脊髓分别位于颅腔和椎管内。脑神经与脑相连,共 12 对;脊神经与脊髓相连,共 31 对,内脏神经则通过脑神经和脊神经附于脑和脊髓。根据周围神经系统在各器官、系统中分布对象的不同,周围神经系统又可分为躯体神经和内脏神经,躯体神经分布于体表、骨、关节和骨骼肌,内脏神经则分布于内脏、心血管、平

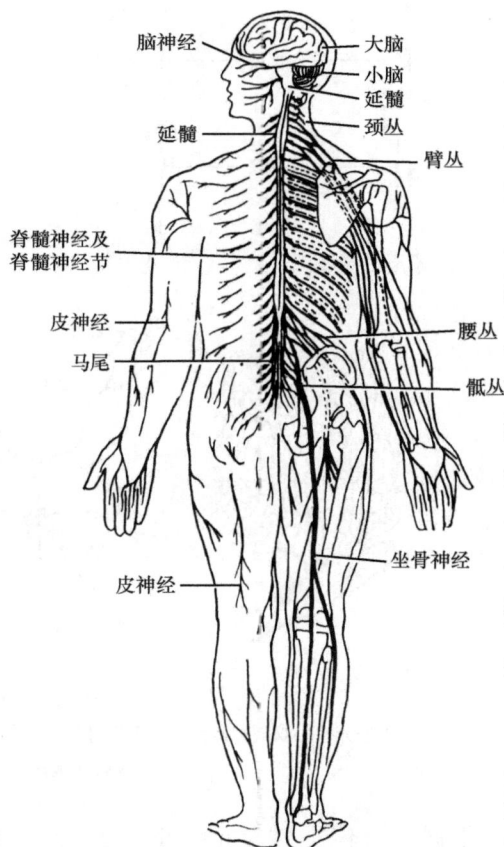

图 16-1　神经系统的概况

滑肌和腺体。

脑神经、脊神经和内脏神经均含有感觉纤维和运动纤维成分。感觉纤维是将神经冲动自周围的感受器传向中枢神经系统,又称传入神经。运动纤维则是将冲动由中枢传向周围效应器,故又称传出神经。内脏运动神经专门支配不受人的主观意志所控制的心肌、平滑肌的运动和腺体的分泌活动,故又称为自主神经或植物神经。根据其结构功能的不同,内脏运动神经又分为交感神经和副交感神经。

二、神 经 组 织

神经系统主要由神经组织构成,神经组织由**神经细胞即神经元**和**神经胶质细胞**组成。

1. 神经元　神经元是神经系统形态结构和功能的基本单位。神经元是有突起的细胞,具有接受刺激、产生兴奋,传递和整合信息的功能。神经元的突起根据其结构和功能的不同,分为轴突(传出信息)和树突(传入信息)。每个神经元至少有一个轴突,可以有为数不等的树突。根据神经元突起的数目分为3类:①假单极神经元:胞体发出一个突起,离胞体不远处再分出一支周围突,另一支为中枢突。②双极神经元:有一个树突,一个轴突。③多极神经元:有一个轴突和多个树突 (图16-2)。

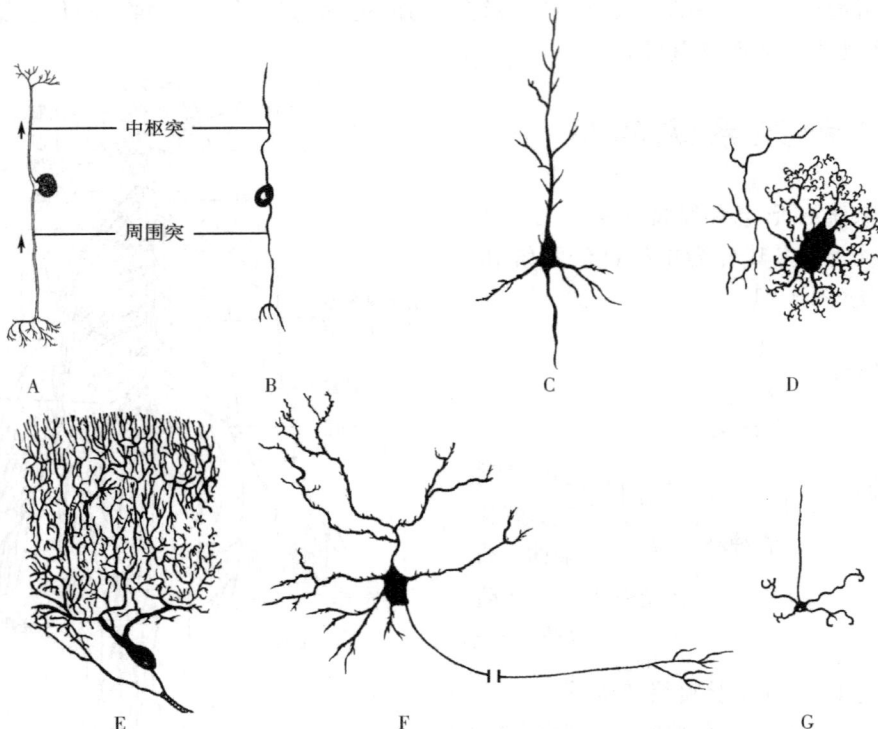

图 16-2　神经元的分类
A. 假单极神经元;B. 双极神经元;C. 多极神经元;D. 高尔基Ⅱ型中间神经元;E. 小脑 Pukinje 细胞;F. 脊柱灰
质束细胞;G. 小脑皮质颗粒细胞

根据功能不同,神经元也可分为3类。①感觉神经元:又称传入神经元,为假单极神经元,胞体位于神经节内,周围突接受刺激,并将刺激经中枢突传向中枢;②运动神经元:又称传出神经元,属多极神经元,胞体位于脑、脊髓内,树突接受中枢的指令,轴突支配肌纤维或腺细胞,使其收缩或分泌;③中间神经元:又称联络神经元,属多极神经元,约占神经元总数的99%,分布在感觉神经元和运动神经元之间,进行信息的传递、分析和整合。

2. 神经胶质细胞(神经胶质)　神经胶质即神经胶质细胞。在中枢神经系统中,神经胶质的数量是神经元数量的 50 倍以上,分布于神经元胞体与突起或神经元与非神经细胞之间,其形态多样,有突起,但无轴突和树突之分,也无传导神经冲动的功能。神经胶质细胞主要有:星形胶质细胞、少突胶质细胞和小胶质细胞。神经胶质细胞对神经元起支持、营养、保护和绝缘等作用。

三、神经系统活动的基本方式

神经系统活动的基本方式是反射。**反射**是指在中枢神经系统参与下,机体对内、外环境的各种刺激做出适宜的反应。因此,神经系统是通过反射来调节机体功能活动的。

反射的形态学基础是反射弧。**反射弧**包括 5 个部分(图 16-3):感受器、传入神经、中枢、传出神经和效应器。当反射弧的任何一部分受损,反射活动即不能完成。

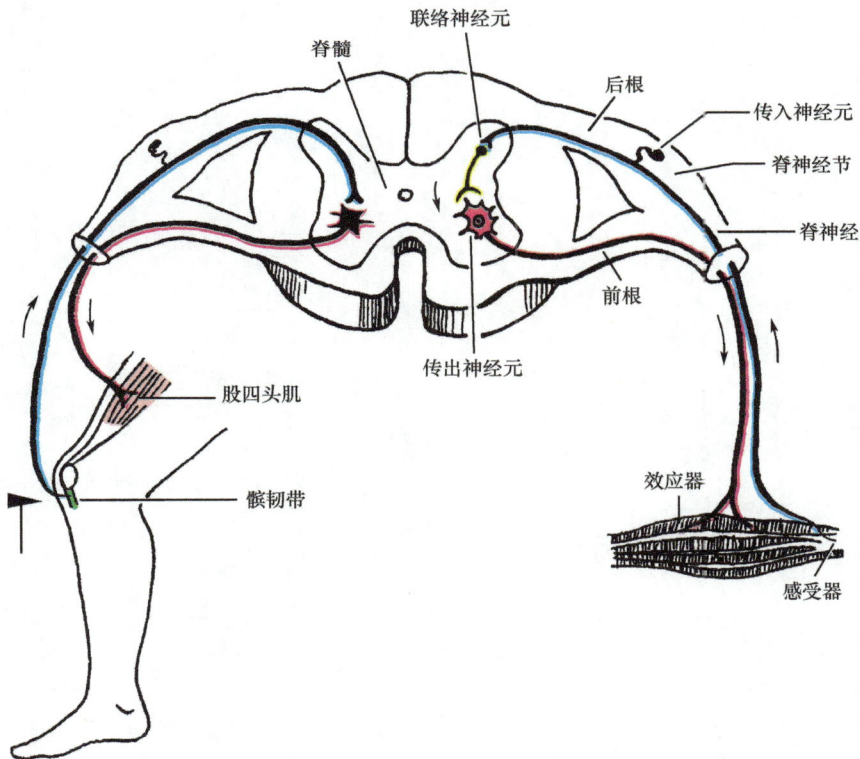

图 16-3　反射弧示意图

四、神经系统的常用术语

在神经系统中,神经元的胞体和突起聚集,因所在部位和排列方式不同,故用不同的术语表示。

1. 灰质和皮质　中枢神经内神经元胞体与树突聚集构成的结构称灰质,因其在新鲜标本上颜色灰暗而得名。灰质在大、小脑表面成层配布,称为皮质。

2. 白质和髓质　在中枢神经内由神经纤维聚集构成,因多数纤维具有髓鞘而色泽白亮,称白质。位于大、小脑深部的白质称为髓质。

3. 神经核和神经节　形态和功能相似的神经元,其胞体聚集成的团块状结构,在中枢神经内称为神经核。在周围神经内称为神经节。

4. 纤维束和神经　在白质中,起止、行程和功能相同的神经纤维聚集在一起称为纤维束。在周围神经系统内,结缔组织包裹神经纤维形成的条索状结构,称为神经。

5. 网状结构　中枢神经系统内,神经纤维交织成网状,网眼内含有分散的神经元或较小的核团,这些灰质和白质混杂的区域称为网状结构。

第十七章 中枢神经系统

中枢神经系统包括脑和脊髓两部分。

一、脊 髓

脊髓 spinal cord 起源于胚胎时期神经管的尾部,与脑相比分化较低,仍保持着明显的节段性。脊髓除完成一些反射活动外,还是脑与躯干、四肢的感受器和效应器发生联系的枢纽,脑也要通过脊髓来完成复杂的活动。

(一)脊髓的位置与外形

脊髓位于椎管内,上端在枕骨大孔处与脑的延髓相接,成人脊髓的下端平第一腰椎体下缘,新生儿脊髓的下端可达第三腰椎水平。脊髓末端逐渐变细呈圆锥状,称**脊髓圆锥**。自圆锥向下延续为无神经组织结构的**终丝**,附于尾骨背面。

脊髓两侧的前、后外侧沟处,连接着神经根丝,称为前根和后根,前根为脊髓内运动神经元发出的传出纤维;后根为脊神经节中感觉神经元的突起构成,向脊髓传入感觉信息,为传入纤维。每对脊神经及其前、后根附着范围的脊髓构成一个脊髓节段。脊髓两侧连有 31 对脊神经,故脊髓全长可分为 31 个节段,即 8 个颈节,12 个胸节,5 个腰节,5 个骶节和 1 个尾节(图 17-1,图 17-2)。

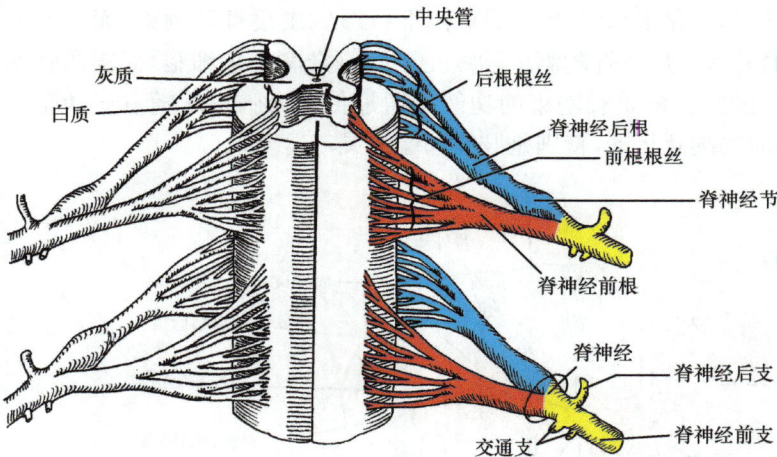

图 17-1 脊髓与脊神经

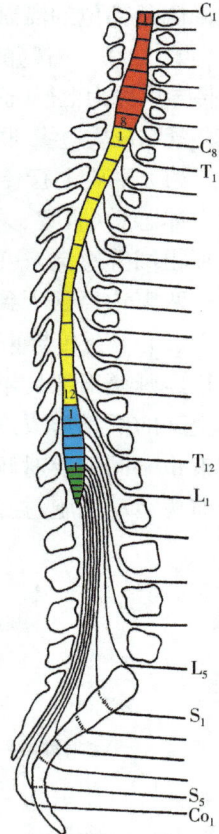

图 17-2 脊髓节段

(二)脊髓的内部结构

脊髓由灰质和白质两部分构成。在脊髓的横切面上,脊髓中央有贯穿脊髓全长的**中央管**(图 17-3),围绕中央管是呈 H 形的灰质,灰质的外周是白质。每一侧灰质向前突出的部

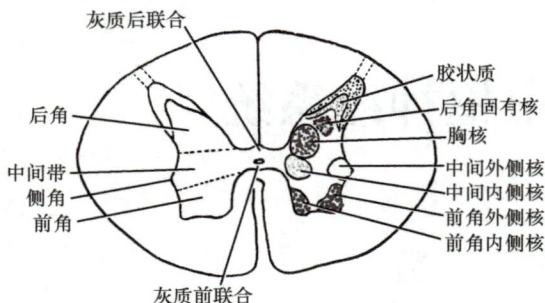

图 17-3　脊髓灰质的分区

分称**前角**,向后突出稍细的部分称**后角**。在胸髓和上第 3 腰髓的前后角之间还有向外侧突出的**侧角**,中央管周围连接两侧灰质的横行部分称**灰质连合**。脊髓的白质以前、后外侧沟为界,分为 3 个区。前正中裂和前外侧沟之间的白质称**前索**,前、后外侧沟之间为**外侧索**,后外侧沟与后正中沟之间为**后索**。

1. 灰质　脊髓灰质主要由神经元胞体、树突和神经胶质等组成。**前角**主要由运动神经元组成,它们接受来自后根、后角细胞和脑下行纤维的联系,该神经元发出的轴突组成前根纤维,支配骨骼肌。**后角**内含中间神经元,接受后根的感觉纤维。后角的神经元主要分为 4 个核群,由后向前依次为缘层、胶状质、后角固有核、胸核(又称背核)。**侧角**仅见于脊髓胸 1～腰 3 节段,内含交感神经元,是交感神经的低级中枢。其轴突随前根穿出,构成交感神经的节前纤维。在脊髓骶 2～4 节段,相当于侧角部位的骶副交感神经核,是副交感神经在脊髓的低级中枢。

2. 白质　脊髓的白质主要由纵行的纤维束组成(图 17-4)。在白质内将各种感觉信息上传的传导束称为上行(感觉)纤维束,将脑部的运动信息下传到脊髓的传导束称为下行(运动)纤维束。紧贴灰质边缘,联系脊髓各节段的短的纤维束,称固有束,主要完成脊髓各节段间的联系。

(1)主要上行传导束有:①**薄束和楔束**:位于后索主要功能是向大脑传导同侧半身意识性本体感觉(肌腱、关节等处的位置觉、运动觉和振动觉)和精细触觉(辨别两点距离和物体纹理粗细等感觉);②**脊髓丘脑束**:位于前索和外侧索的前部,传导对侧半身痛、温觉、粗触觉。两束均经脑干到达背侧丘脑。

(2)下行传导束有:**皮质脊髓束**:为脊髓内最大的下行传导束,起自大脑皮质运动中枢,下行经延髓下部的锥体交叉时,大部分纤维交叉到对侧下行形成**皮质脊髓侧束**,而小部分不交叉的纤维形成**皮质脊髓前束**。皮质脊髓侧束陆续止于同侧脊髓前角细胞,而皮质脊髓前束止于同侧及对侧的前角细胞。皮质脊髓束的功能是通过传递大脑皮质随意运动至脊髓前角运动细胞,控制骨骼肌的随意运动,特别是肢体远端的灵巧运动。

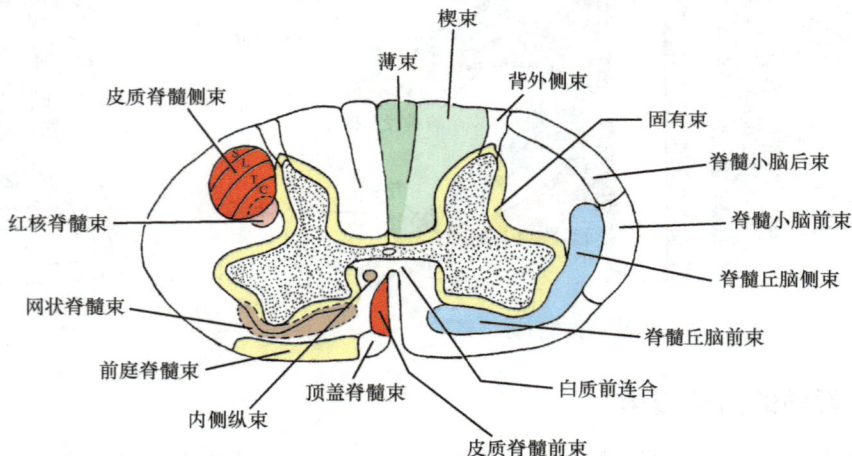

图 17-4　脊髓

（三）脊髓的功能

1. 传导功能　脊髓是脑和躯干、四肢神经联系的重要通道。临床上脊髓横断时,因纤维束全部阻断,脊髓失去高级中枢的调控,因此损伤节段以下躯体的感觉和运动全部丧失,称为截瘫。

2. 反射功能　脊髓是反射活动的低级中枢,能完成许多躯体反射和内脏反射活动,躯体反射是指骨骼肌的反射活动,如牵张反射、屈曲反射、浅反射等。内脏反射是指一些躯体内脏反射、内脏内脏反射和内脏躯体反射,如射精、排尿、排便反射等。正常情况下,脊髓的反射活动是在脑的控制下完成的。

二、脑

　　脑 brain 位于颅腔内,由端脑、间脑、中脑、脑桥、延髓和小脑 6 个部分组成,通常将中脑、脑桥和延髓合称为脑干(图 17-5)。随脑的发育,胚胎期神经管内腔在脑各部内形成脑室系统。

（一）脑干

　　脑干位于脊髓和间脑之间,是中枢神经的一个较小部分,自下而上由延髓、脑桥和中脑组成(图 17-6,图 17-7)。延髓向下经枕骨大孔与脊髓相续,脑桥和延髓的背面与小脑相连,它们之间的腔隙为第四脑室。

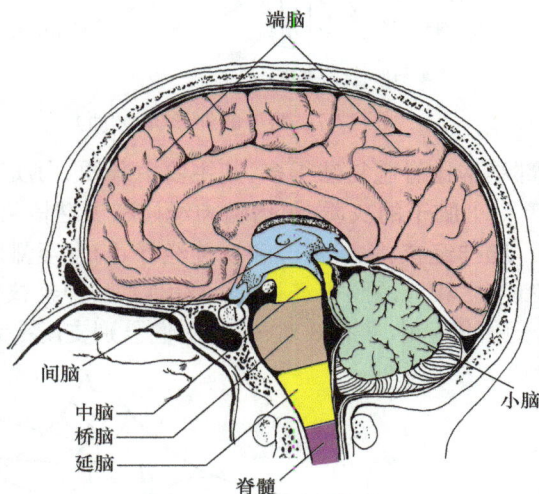

图 17-5　脑的概观(正中矢状切面观)

1. 脑干的外形　延髓的外形似倒置的圆锥体,位于脑干下部,其下端在枕骨大孔处与脊髓相连。自上而下有舌咽神经、迷走神经、副神经、舌下神经的根丝附着。**脑桥** pons 位于脑干的中部,其腹侧面宽阔膨突,称脑桥基底部。基底部正中有纵行的基底沟。基底部向两侧延伸变窄移行为**小脑中脚**(脑桥臂)。基底部与小脑中脚交界处有三叉神经根附着。延髓与脑桥交界处为延髓脑桥沟。此沟自内向外有展神经根、面神经根和前庭蜗神经根附着。**中脑**两侧呈粗大的柱状结构称大脑脚,两脚之间的凹陷为脚间窝,动眼神经根由此出脑。脊髓的中

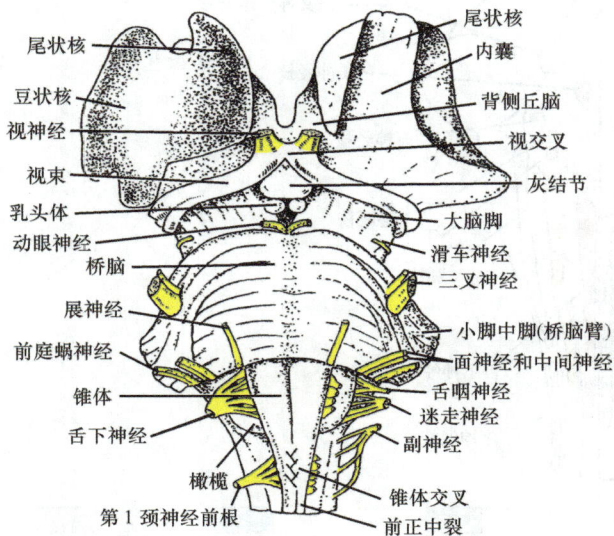

图 17-6　脑干的外形(腹侧面)

央管在延髓和脑桥的背侧趋开,形成**菱形窝**又称第四脑室底。中脑背侧面有两对圆形隆起,分别

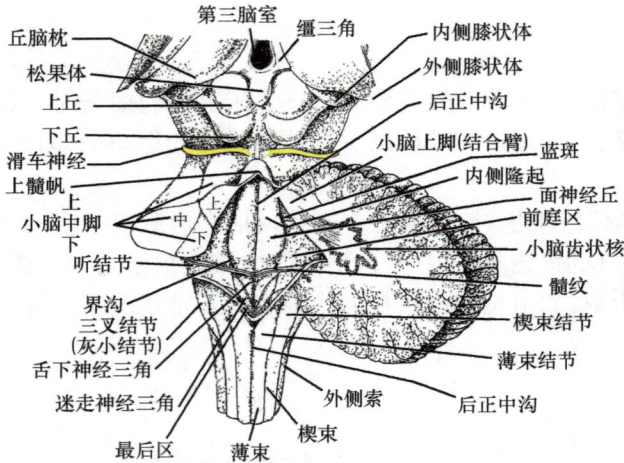

图 17-7 脑干的外形(背侧面)

称为**上丘**和**下丘**,在下丘的下方有滑车神经穿出,绕大脑脚向前。

第四脑室:为位于脑桥、延髓与小脑之间的脑室腔,其底部为菱形窝,顶朝向小脑,前上部由两侧小脑上脚及上髓帆构成,后下部由下髓帆及第四脑室脉络组织构成(图 17-7)。第四脑室借脉络组织上的三个小孔与蛛网膜下隙相通。即单一的第四脑室正中孔和成对的第四脑室外侧孔,脑室系统内的脑脊液经第四脑室的这些孔注入蛛网膜下隙。

2. 脑干的内部结构 脑干的内部结构比脊髓复杂得多,其主要由灰质、白质和网状结构组成。

(1)**脑干的灰质**:包括脑神经核和中继核两类。

脑神经核:除嗅神经和视神经外,第Ⅲ至Ⅻ对脑神经均连于脑干,这些脑神经在脑干内都有与之相应的脑神经核(图 17-8)。脑神经核根据其功能可分为 4 类:①**躯体运动核**:位于脑干中线两侧,共有 8 对核团,它们分别支配头颈部的骨骼肌。②**内脏运动核**(副交感核):

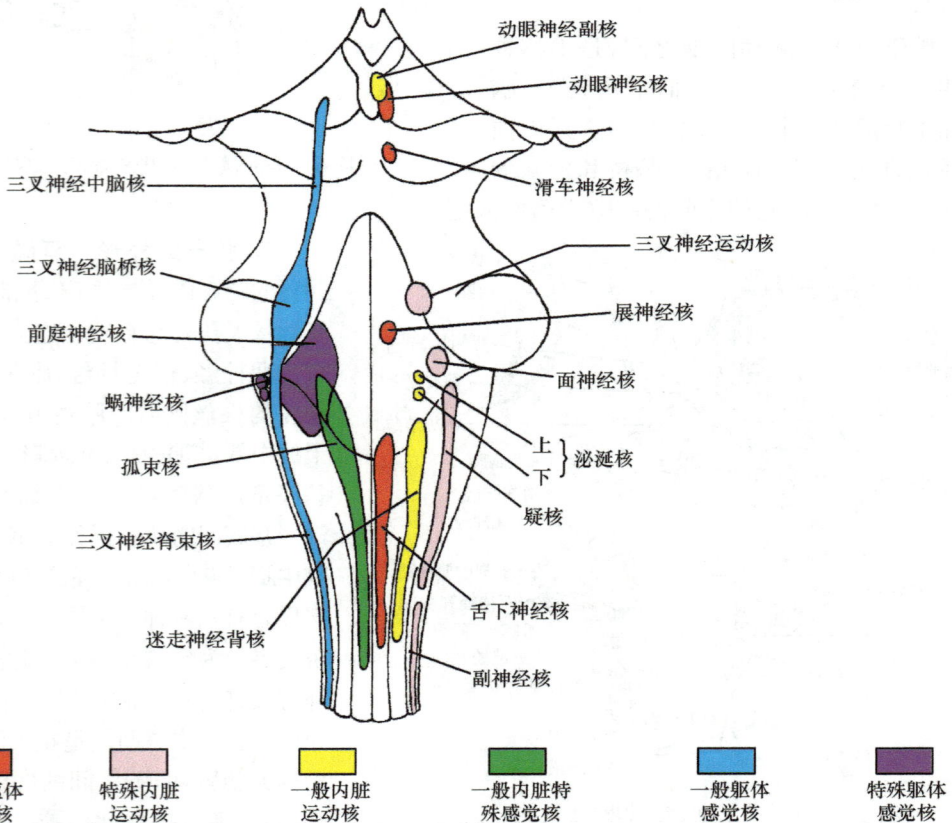

图 17-8 脑神经核在脑干背面的投影

位于躯体运动核的外侧,共有 4 对核团。它们支配头、颈、胸、腹部平滑肌、心肌的收缩以及腺体的分泌。③**躯体感觉核**:位于内脏感觉核的腹外侧,由一般躯体感觉和特殊躯体感觉核组成。④**内脏感觉核**:仅有一对**孤束核**,位于延髓,界沟的外侧。

　　中继核:此类核作为脑干内上行或下行传导通路的中继核,参与组成各种神经传导通路或反射通路。如**薄束核**和**楔束核**,**红核和黑质**。

　　(2)**脑干的白质**:很多是脊髓纤维束的续行段,由上行纤维束和下行纤维束组成。

　　上行纤维束:**内侧丘系**:为薄束核和楔束核发出的纤维在延髓中央管腹侧,交叉后的纤维在中线两侧上行组成内侧丘系,继续上行终止于背侧丘脑的腹后外侧核。传导来自对侧躯干和四肢的本体感觉和精细触觉。**脊髓丘脑束**:位于内侧丘系的背外侧,由脊髓的同名纤维束延伸至脑干而成,继续上行终止于背侧丘脑的腹后外侧核,传导对侧躯干和四肢的痛温觉和粗略触压觉。**三叉丘系**:起于三叉神经脑桥核和三叉神经脊束核,交叉至对侧,组成三叉丘系,终止于背侧丘脑的腹后内侧核,传导对侧头面部皮肤、黏膜的痛温觉和触压觉。**外侧丘系**:由双侧蜗神经核和双侧上橄榄核发出的纤维组成,纤维经脑桥中下部腹侧部横行,越过中线交叉至对侧,形成斜方体,继续折向上行,称外侧丘系,上行终止于外侧膝状体。一侧外侧丘系传导双侧耳的听觉冲动。

　　下行纤维束:**锥体束**:是大脑皮质中央前回及中央旁小叶前部发出的控制骨骼肌随意运动的下行纤维束,途经端脑的内囊、中脑的大脑脚、脑桥基底部和延髓锥体。锥体束分为皮质核束和皮质脊髓束。**皮质核束**在下行过程中沿途分出纤维终止于脑神经运动核;**皮质脊髓束**在延髓锥体的下端,大部分纤维越过中线交叉到对侧,形成锥体交叉。交叉后的纤维在脊髓外侧索内下行,称为皮质脊髓侧束;小部分纤维不交叉,在脊髓前索内下行,称为皮质脊髓前束。皮质脊髓束的纤维直接或间接止于脊髓前角运动神经元。

　　(3)**脑干网状结构**:在脑干中央区域,还有大量的神经纤维纵横交织成网状,其间散布着大小不等的神经细胞团块,这些区域称为脑干网状结构。网状结构接受来自几乎所有感觉系统的信息,而网状结构的传出纤维则直接或间接地可达到中枢神经系统各个部位。脑干网状结构有多种重要机能,除一些古老的调控机能外,还参与觉醒、睡眠的周期调节,躯体和内脏感觉和运动功能的调节。

(二) 小脑

　　小脑位于颅后窝,脑桥和延髓的背面(图 17-9)。借小脑下脚、中脚和上脚与脑干相连。小脑与脑干间的腔隙为第四脑室。

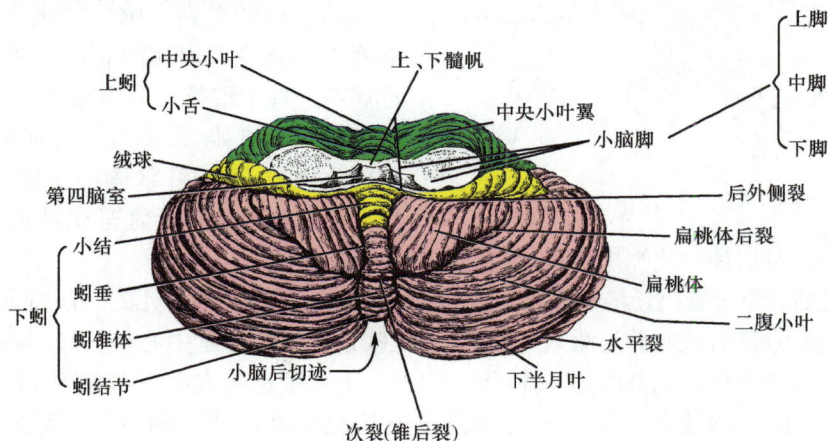

图 17-9　小脑的外形

小脑两侧膨隆称小脑半球，中间狭窄部为小脑蚓。

小脑皮质表面可见许多平行的横沟，将小脑分为许多横行的叶片，每个叶片的结构基本相似，由多层神经元构成。小脑的灰质和白质分布与脊髓相反，即灰质大部集中在表面，称小脑皮质。皮质的深面称髓质。髓质内的灰质团，称为小脑核（图17-10）。

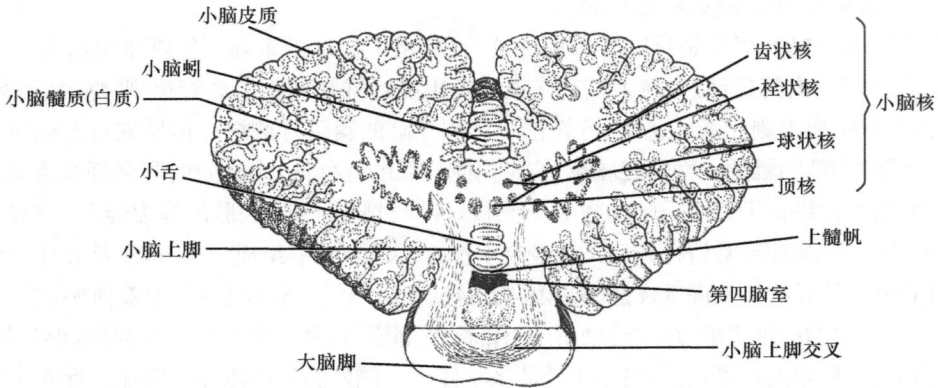

图17-10　小脑中央核

小脑的功能主要参与维持身体平衡、调节肌张力和调控骨骼肌的随意运动，是一个重要的躯体运动调节中枢。

（三）间脑

间脑位于中脑和端脑之间，大部分为大脑半球所掩盖，仅部分腹侧部露于脑底。间脑中间有一矢状裂隙，称第三脑室。间脑可分为背侧丘脑、后丘脑、上丘脑、底丘脑和下丘脑等5个部分（图17-11）。

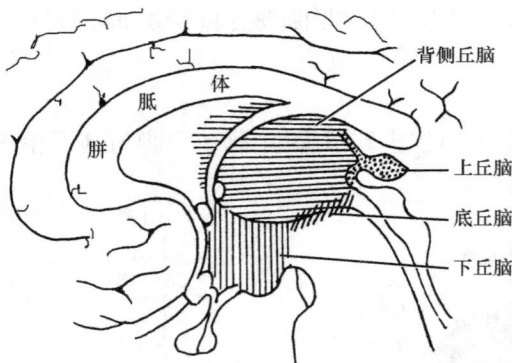

图17-11　间脑的内侧面

1. 背侧丘脑　又称丘脑，位于下丘脑的背上方。背侧丘脑由两个卵圆形的灰质团块借丘脑间黏合连接而成。

背侧丘脑的特异性中继核团为特异性上行传导的中继核，并将不同的感觉及与运动有关的信息转送到大脑的特定区域，产生具有意识的感觉。内侧膝状体和外侧膝状体，亦属特异性中继核。内侧膝状体接受来自下丘臂的听觉纤维，发出纤维经听辐射至颞叶的听觉中枢；外侧膝状体接受视束的传入纤维，发出纤维经视辐射至枕叶的视觉中枢。松果体为内分泌腺，能产生褪黑激素，具有抑制性腺的功能。

2. 下丘脑　位于背侧丘脑下方，下丘脑的某些神经元，既有神经元的一般特征，又具有内分泌细胞的特点（能合成和分泌激素），因此，下丘脑是神经内分泌中心，它通过与垂体的密切联系，将神经调节和体液调节融为一体（图17-12）。下丘脑也是皮质下内脏活动的高级中枢，对体温、摄食、生殖、水盐平衡和内分泌活动等进行广泛的调节；下丘脑与边缘系统有密切的联系，参与情绪活动的调节，并具有调节机体昼夜节律的功能。下丘脑的传出纤维主要有视上垂体束和室旁垂体束,分别将视上核和室旁核合成分泌的抗利尿激素和催产素输送到神经垂体,在此储存或释放入血液。

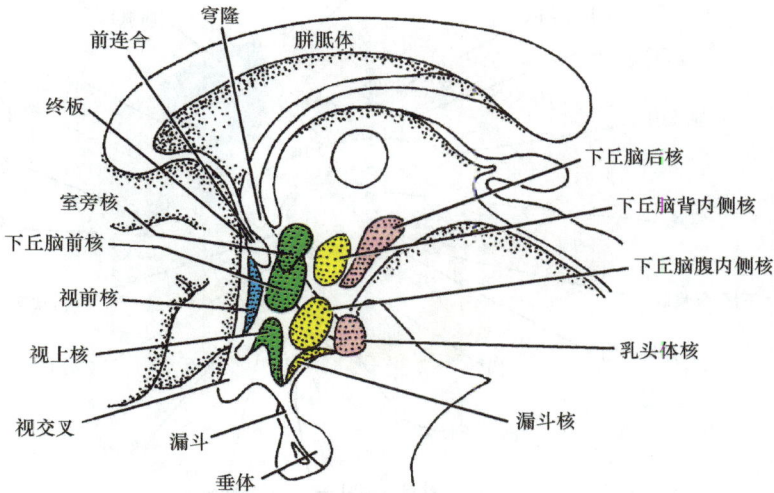

图 17-12 下丘脑的主要核团

(四)端脑

端脑是脑的最高级部位,由左、右大脑半球借胼胝体连接而成。大脑半球高度发育,覆盖着间脑和中脑。大脑半球表层的灰质称大脑皮质,皮质的深面是髓质。髓质中包藏着一些核团,称基底核。大脑半球内的空腔,称侧脑室。

1. 端脑的外形和分叶 大脑半球表面凹凸不平,有许多深浅不同的大脑沟。沟之间的隆起,称大脑回。左、右大脑半球之间有一纵行的深沟,称**大脑纵裂**,裂底有连接两侧半球的白质板,称**胼胝体**。大脑和小脑之间的裂隙,称**大脑横裂**。半球内以 3 条恒定的沟将其分为 5 个脑叶即中央沟前方的**额叶**;中央沟后方的**顶叶**;外侧沟下方为**颞叶**;**枕叶**位于半球的后部,在内侧面为顶枕沟以后的部分;**岛叶**呈三角形岛状,藏在外侧沟的深部(图 17-13～图 17-15)。

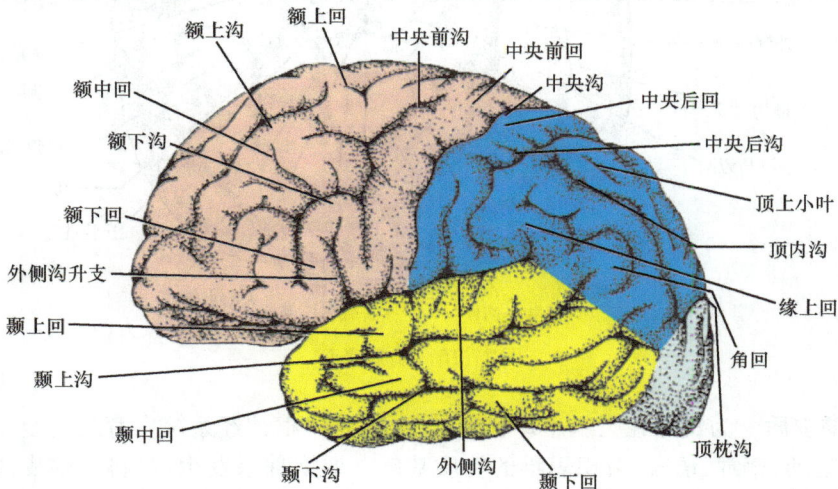

图 17-13 端脑的外侧面

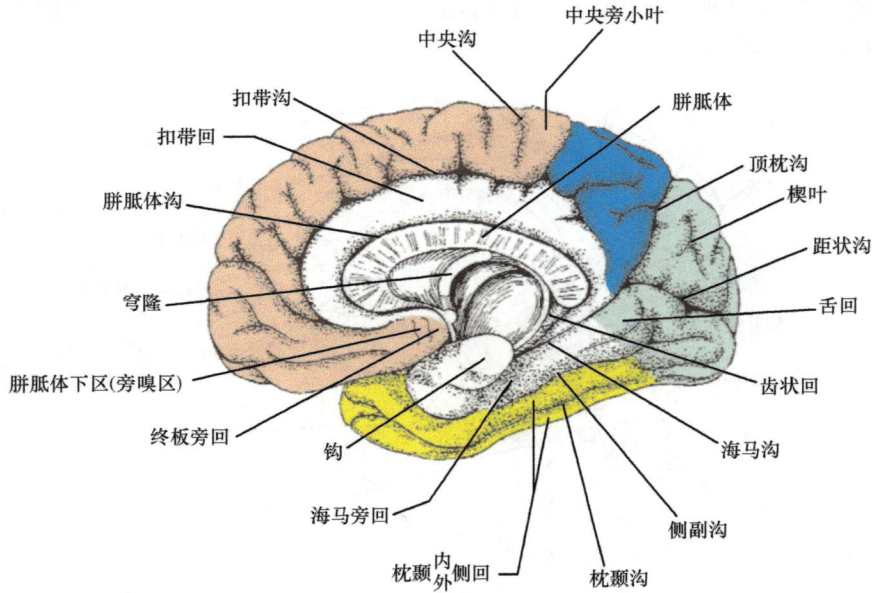

图 17-14 端脑的外侧面

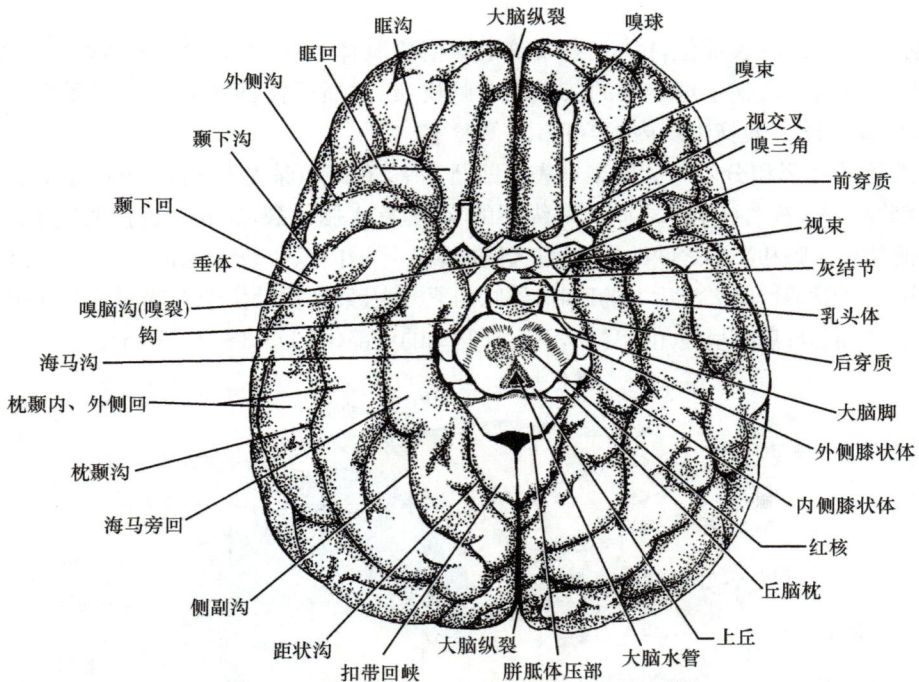

图 17-15 端脑底面

2. 大脑皮质 为覆盖在大脑半球表层的灰质,是中枢神经系统发育最为复杂和完善的部位,也是运动、感觉、语言、意识思维的物质基础。根据种系发生,可将大脑皮质分为原皮质(海马、齿状回)、旧皮质(嗅脑)和新皮质。原皮质、旧皮质与嗅觉和内脏活动有关,新皮质高度发展,占大脑皮质绝大部分(图 17-16)。

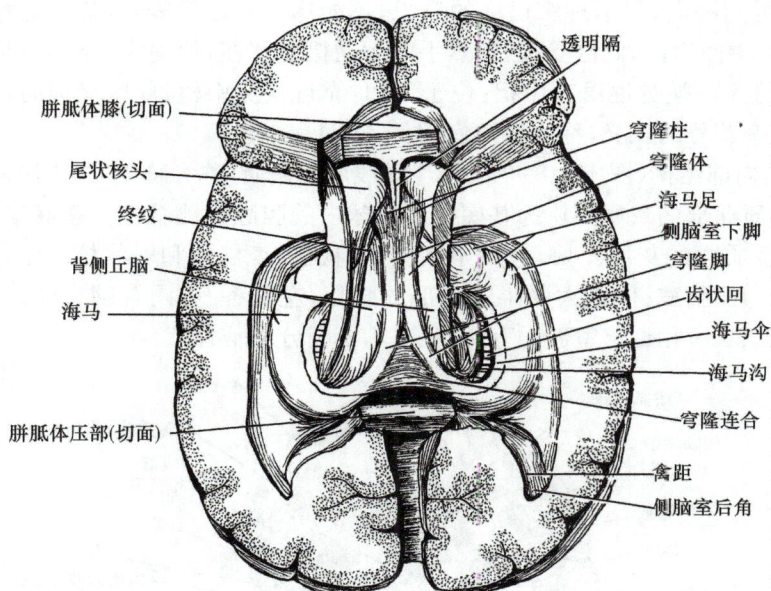

图 17-16　海马结构

3. 大脑皮质功能定位　人类在长期进化过程中,大脑皮质的不同部位,逐渐形成接受某种刺激,完成某些反射活动的区域,称大脑皮质功能区,或称中枢。这些中枢只是执行某种功能的核心部位,而其他皮质也可能有类似功能。**躯体运动区**:位于中央前回和中央旁小叶前部,管理对侧半身骨骼肌的运动(图 17-17)。**躯体感觉区**:位于中央后回和中央旁小叶后部。接受背侧丘脑腹后核传来的对侧半身浅、深感觉的纤维,管理对侧半身躯体感觉。**视觉区**:位于枕叶内侧面距状沟两侧的皮质。一侧视区接受同侧视网膜颞侧半和对侧视网膜鼻侧半的纤维。**听觉区**:位于颞横回。每侧听觉区接受双侧的听觉冲动(图 17-17)。

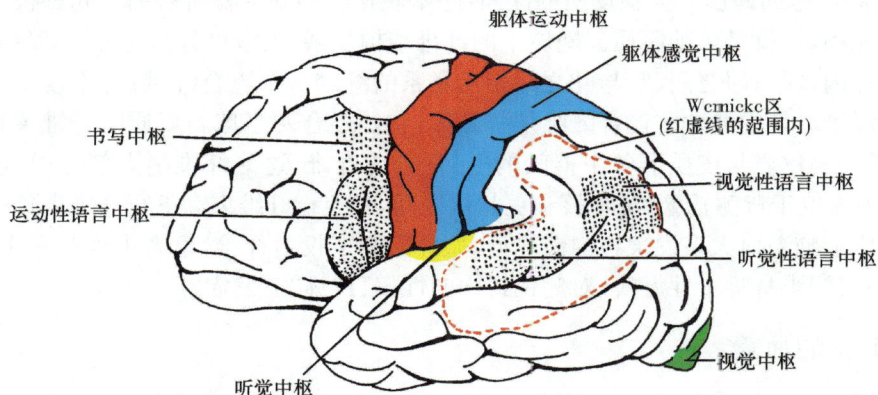

图 17-17　大脑皮质的功能定位

语言中枢:劳动和语言以及思维活动,是人类与动物的本质区别。与上述四个功能区不同的是,前者是先天存在的,后者是通过学习建立的,并且绝大多数人的语言中枢都在左侧半球,故称之为“优势半球”。**运动语言中枢**:位于额下回后部,此区受损,病人虽能发音,却不能说出具有意义的语言,称运动性失语症。**听觉性语言中枢**:位于颞上回后部,此区受损,患者虽可听到讲话,但不理解讲话的意思,不能用语言正确表达,称感觉性失语症。**书写中枢**:位于额中回后部,此区受损,虽然手的运动机能存在,但写字、绘图等精细动作发生障碍,称为失写症。**视觉性语言中枢**:位于角回,靠近视觉中枢,此区受损时,视觉虽正常,但不能理解文字符号的意义,称为失读症(图 17-17)。

4. 大脑的内部结构(图 17-18)　大脑半球浅层的灰质,称大脑皮质,皮质深面的白质称大脑髓质。白质深部的灰质团块为基底核。半球内的腔隙称侧脑室。**基底核**:位于大脑基底部,是埋在髓质内的灰质团块,包括尾状核、豆状核、杏仁体和屏状核。尾状核和豆状核又合称纹状体。**侧脑室**:位于大脑半球深部的腔隙,左右各一,内含脑脊液。侧脑室经左、右室间孔与第三脑室相通。室腔内有脉络丛,它不断分泌脑脊液。

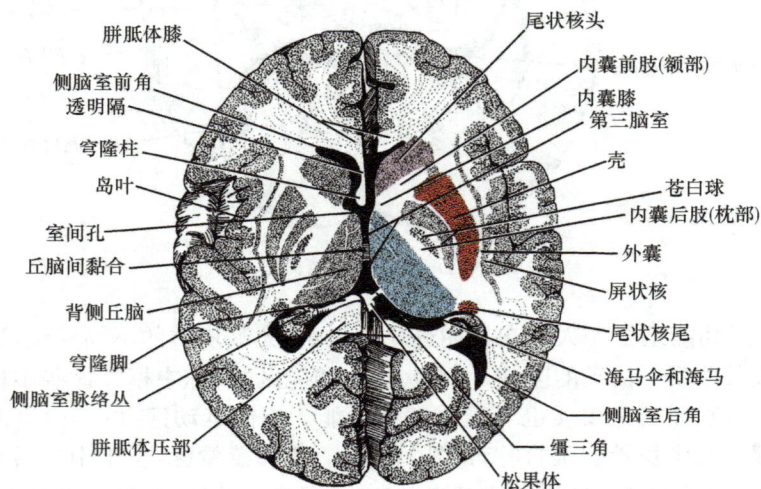

图 17-18　端脑内部结构

5. 大脑半球的髓质　大脑皮质的深面,除基底核和侧脑室外所有的空间都被大量的神经纤维所充满,这就是大脑髓质。髓质中的纤维结构复杂,大致可分为 3 类:①联络纤维:是在一侧半球内,回与回之间、叶与叶之间相互联系的纤维。②连合纤维:是连接左右大脑半球皮质的纤维。其中最大的连合纤维是胼胝体,它是连合两半球新皮质的纤维束板。③投射纤维:是大脑皮质与皮质下各中枢间的上、下行的纤维,这些纤维绝大部分通过内囊(图17-18)。内囊位于背侧丘脑、尾状核和豆状核之间,是上行纤维束和下行纤维束集中通过的部位。临床上脑溢血大多发生在内囊附近,血肿阻断了投射纤维,患者出现对侧半身浅、深感觉丧失;对侧半身痉挛性瘫痪;对侧视野同向性偏盲,称"三偏症"。

(五) 脑的血管

脑的重量不到体重的 3%,但其血流量和耗氧量却占全身血流量和耗氧量的 1/5。脑细胞对缺血、缺氧非常敏感。临床上当脑某部分血液循环发生障碍时,患区脑组织可因缺血而引起坏死和软化,导致功能障碍。因此只有良好的血液供应,才能维持脑的正常功能。

1. 脑的动脉　脑的动脉主要来自颈内动脉和椎动脉(图 17-19)。颈内动脉供应大脑半球的前 2/3 及部分间脑。椎动脉供应大脑半球的后 1/3 及部分间脑、小脑和脑干。两者都发出皮质支和中央支。皮质支供应大脑和小脑的皮质及浅层髓质;中央支供应间脑、基底核和内囊等。

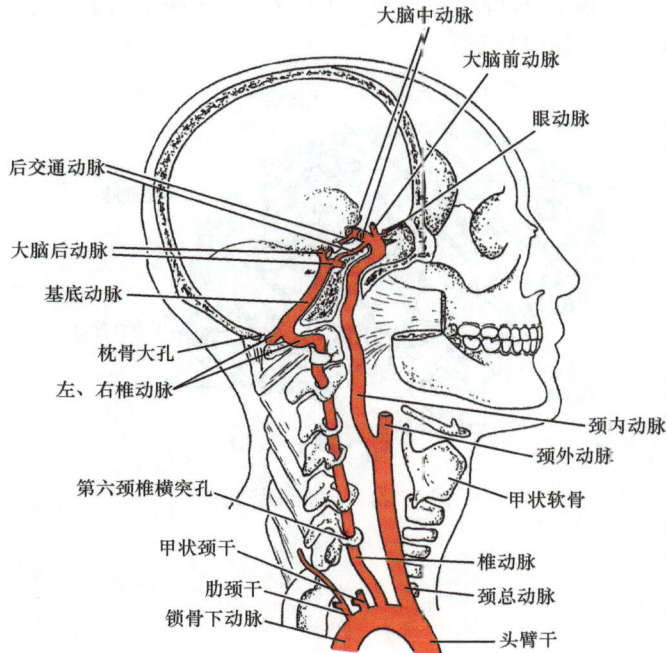

图 17-19　脑的动脉

大脑动脉环又称 Willis 环，由前交通动脉、大脑前动脉、颈内动脉、后交通动脉和大脑后动脉吻合而成(图 17-20)。该环围绕在视交叉、灰结节和乳头体周围，将颈内动脉系与椎基底动脉系连接起来。当此环的某一动脉血流减少或阻断时，通过动脉环调节，血流重新分配，可在一定程度上补偿缺血部分，以维持脑的血液供应。

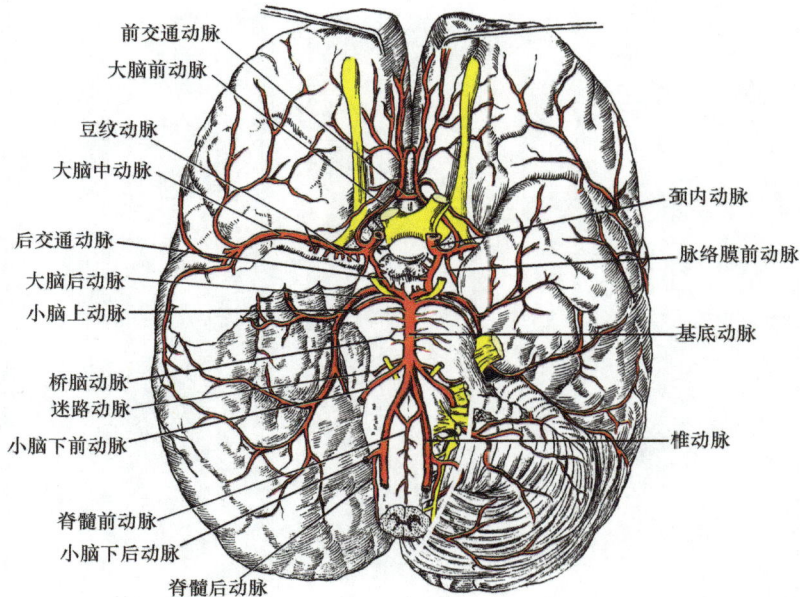

图 17-20　大脑底面的动脉

2. 脑的静脉 脑的静脉不与动脉伴行,可分为浅、深两组,两组之间相互吻合(图 17-21),最后经硬脑膜窦注入颈内静脉。

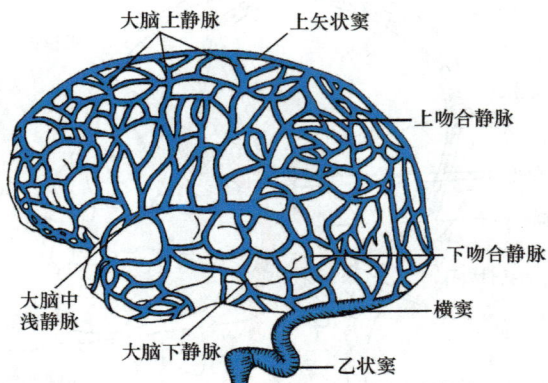

图 17-21 大脑浅静脉

第十八章　周围神经系统

周围神经系统是指中枢神经与周围器官相连的神经成分,其一端连于脑或脊髓,另一端借各种末梢装置连于身体各部。与脑相连的部分称**脑神经**,共 12 对;与脊髓相连的部分称**脊神经**,共 31 对。根据分布对象不同而分为**躯体神经**和**内脏神经**。躯体神经分布于体表、骨、关节和骨骼肌;内脏神经分布于内脏、心血管、平滑肌和腺体。躯体神经和内脏神经中都有感觉纤维和运动纤维。**感觉纤维**将神经冲动自感受器传入中枢神经系统,又称**传入纤维**;**运动纤维**则是将神经冲动由中枢系统传至周围效应器,又称**传出纤维**。

一、脊　神　经

(一) 脊神经的构成、分部和纤维成分

脊神经有 31 对,包括颈神经 8 对、胸神经 12 对、腰神经 5 对、骶神经 5 对及尾神经 1 对(图 18-1)。

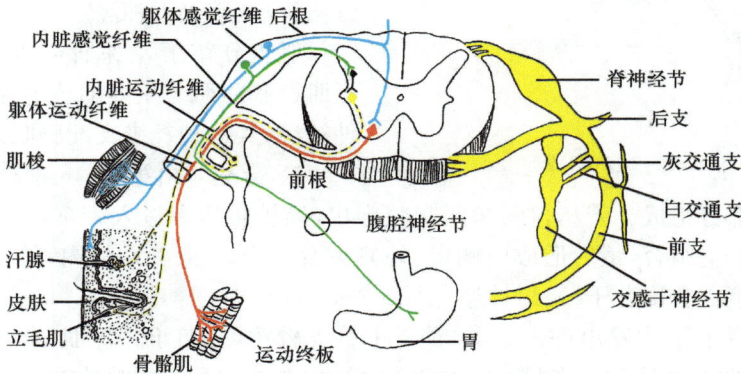

图 18-1　脊神经构成模式图

31 对脊神经均经椎间孔穿出椎管。

脊神经都是混合性神经,均含有 4 种纤维成分:

1. 躯体感觉纤维　是脊神经节内的假单极神经元的突起,其中枢突组成后根进入脊髓。周围突组成脊神经,分布于皮肤、骨骼肌、肌腱和关节,将皮肤的浅感觉(痛、温觉等)以及肌、肌腱和关节的深感觉冲动传入中枢。

2. 内脏感觉纤维　是脊神经节内的假单极神经元的突起,其中枢突组成后根入脊髓。周围突组成脊神经,分布于内脏、心血管和腺体,将来自这些结构的感觉冲动传入中枢。

3. 躯体运动纤维　来自脊髓前角的躯体运动神经元,分布于骨骼肌,支配其运动。

4. 内脏运动纤维　来自脊髓侧角的内脏运动性神经元轴突,分布于内脏、心血管和腺体,支配平滑肌和心肌运动,控制腺体的分泌活动(图 18-1)。

（二）脊神经的分支

脊神经干很短,出椎间孔后立即分为脊膜支、交通支、前支和后支(图18-1)。

1. 脊膜支 细小,经椎间孔返回椎管,分布于脊髓的被膜和脊柱的韧带。

2. 交通支 细小,连于交感干神经节和脊神经之间,分两类:发自脊髓侧角,经脊神经进入交感干的是**白交通支**;而发自交感干神经节,连于脊神经的是**灰交通支**。

3. 后支 细而短,分布于项、背、腰、骶部的深层肌肉和相应部位浅层的皮肤。

4. 前支 粗大,分布于躯干前、外侧及四肢的皮肤、肌肉、关节和骨骼,其中胸神经在胸、腹部保持明显的节段性分布,其余脊神经前支先相互交织形成**神经丛**,再由丛组成神经干分布到头颈、上肢和下肢。脊神经前支形成的神经**丛**计有:颈**丛**、臂**丛**、腰**丛**和骶丛等。

（三）脊神经丛

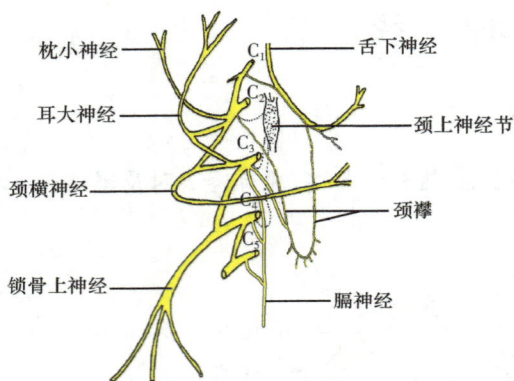

图18-2 颈丛构成

1. 颈丛 由第1～4颈神经前支组成,位于颈侧部胸锁乳突肌上部的深面 (图18-2)。

皮支由胸锁乳突肌后缘中点附近穿出至浅筋膜,呈放射状分布于枕部、耳廓、颈部、胸壁上部及肩部等相应部位皮肤(图18-2),颈**丛**皮支主要有:枕小神经、耳大神经、颈横神经、锁骨上神经。

肌支分布于颈深肌群、肩胛提肌、舌骨下肌群和膈肌。主要肌支有膈神经:为混合性神经,其运动纤维支配膈肌。

2. 臂丛 由第5～8颈神经前支和第1胸神经前支大部分组成。臂丛自斜角肌间隙穿出,经锁骨后方进入腋窝。行程中臂**丛**的5条神经根反复分支组合,最后形成内侧束、外侧束及后束,3束分别从内、外、后三面包绕腋动脉。由此3束再分出若干长、短神经(图18-3)。

臂丛在锁骨上下均发出许多分支,锁骨上分支较短,分布于颈深肌、背浅层肌(斜方肌除外)、胸上肢肌。锁骨下分支较长,分布于胸部和上肢。其主要分支有:①**肌皮神经**支配喙肱肌、肱二头肌与肱肌。②**正中神经**沿肱二头肌内侧沟伴肱动脉下行到肘窝(图18-3),正中神经在臂部一般无分支。正中神经是前臂前群肌和大鱼际肌的主要运动神经,也是手掌面的主要感觉神经。③**尺神经**于臂中部离开肱动脉穿内侧肌间隔转向后下至肱骨内上髁后方的尺神经沟,在沟中神经位置表浅,隔皮肤可触摸到。支配尺侧腕屈肌,小鱼际肌、拇收肌、全部骨间肌及第3、4蚓状肌和指深屈肌尺侧半,小鱼际和尺侧一个半指(小指、环指)皮肤。④**桡神经**支配肱三头肌、肘后肌。臂、前臂和手背桡侧半以及桡侧两个半手指近节背面的皮肤。⑤**腋神经**支配三角肌和小圆肌,臂部上1/3外侧及肩部皮肤。

3. 胸神经前支 胸神经前支共12对,除第1对大部分参加臂丛,第12对小部分参加腰**丛**外,第1～11对各自位于相应肋间隙中,称**肋间神经**,第12对位于第12肋下方,称**肋下神经**。它们呈节段性分布,分布于胸、腹壁皮肤,还发支分布于胸膜和腹膜的壁层,肌支分布于肋间肌和腹肌的前外侧群(图18-4)。

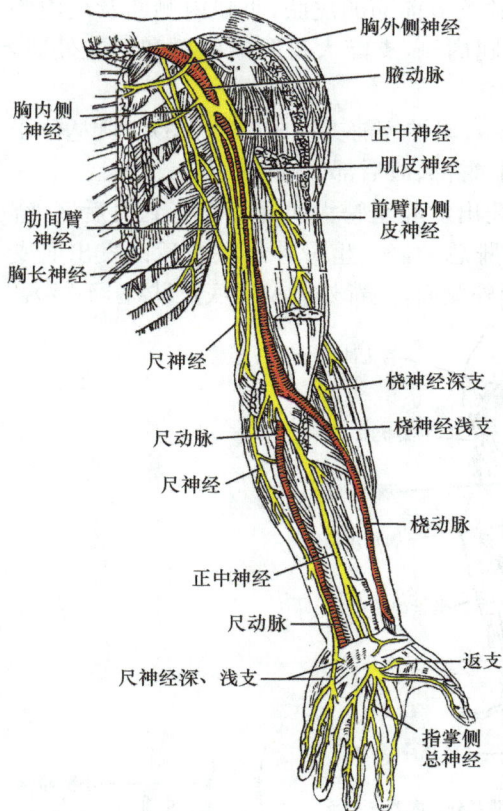

图 18-3 臂丛主要分支

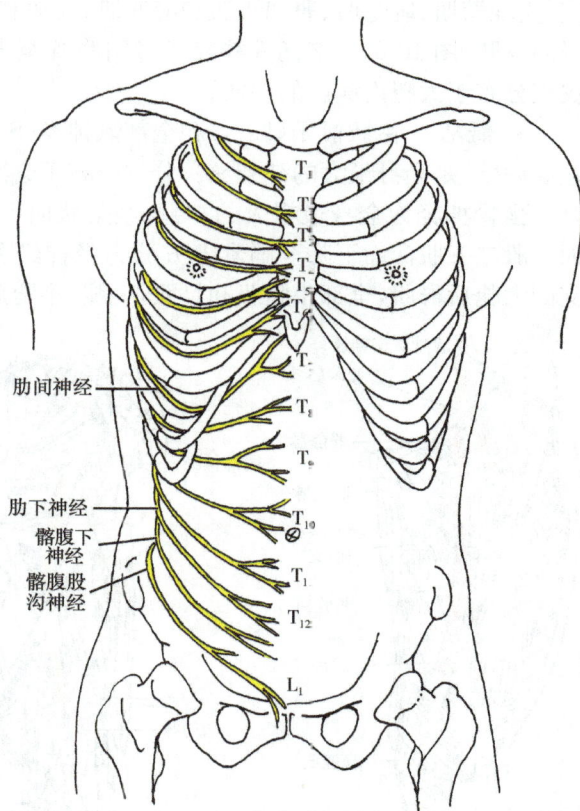

图 18-4 胸神经

4. 腰丛 由第 12 胸神经前支的一部分、第 1～3 腰神经前支和第 4 腰神经前支的一部分组成,位于腹后壁腰大肌深面(图 18-5)。腰丛组成后,除发出短的肌支支配腰方肌和髂腰肌外,还发出许多分支分布于腹股沟区、股前区和股内侧区。①**股神经**为腰丛中最大的分

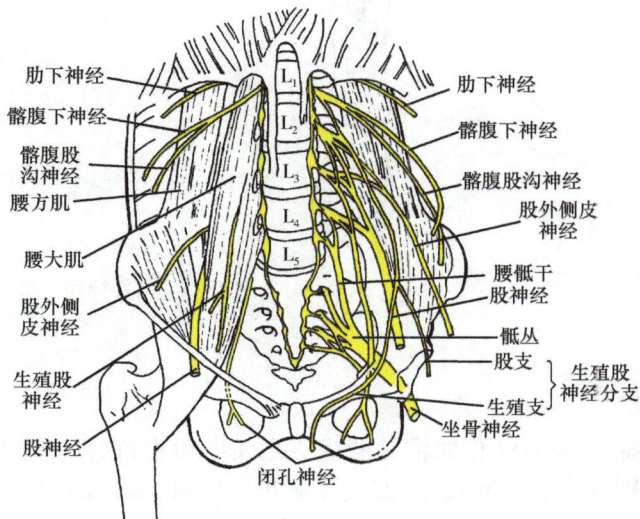

图 18-5 腰丛和骶丛的构成

支,支配髂肌、耻骨肌、股四头肌和缝匠肌;大腿和膝关节前面的皮肤,小腿内侧面及足内侧缘的皮肤(图 18-6)。②**闭孔神经**通过闭膜管至大腿内侧,支配大腿肌内侧群和闭孔外肌,皮支分布于大腿内侧区的皮肤。

5. 骶丛　由腰骶干($L_{4\sim5}$)和全部骶神经($S_{1\sim5}$)、尾神经前支组成(图 18-5)。骶丛位于盆腔后壁,是全身最大的神经丛。分支分布于会阴、臀部、股后部、小腿和足。

坐骨神经为全身最粗大的神经,经梨状肌下孔出盆腔至臀大肌深面下行到股后区,继而于股二头肌深面下降至腘窝上方分为胫神经和腓总神经。坐骨神经在股后区发出肌支支配大腿后群肌,全部小腿肌和足肌,大腿、小腿后外侧面,足背外侧及足底皮肤(图 18-7)。

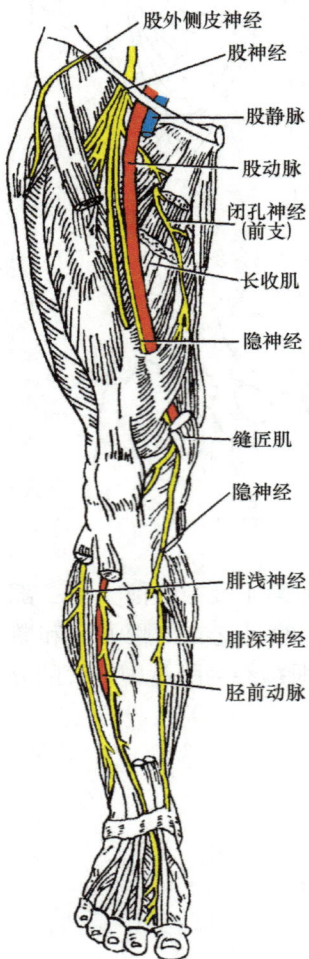

图 18-6　股神经

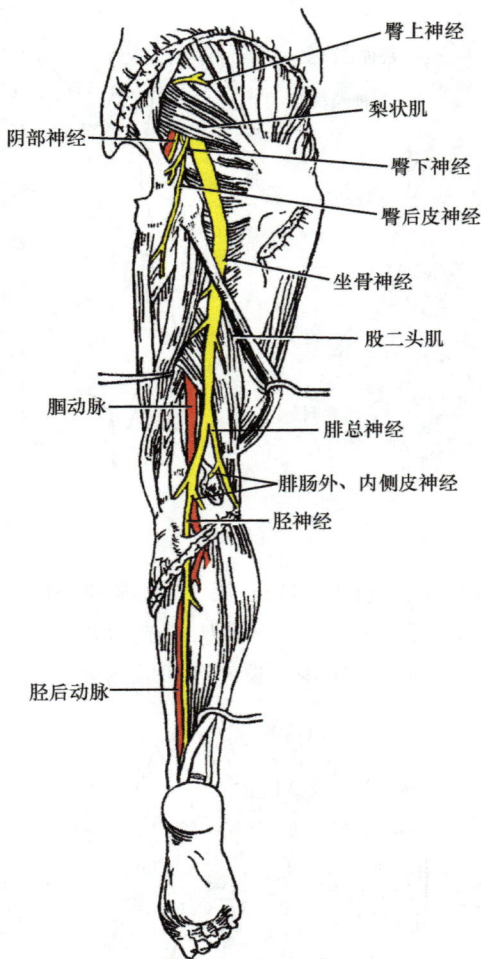

图 18-7　坐骨神经

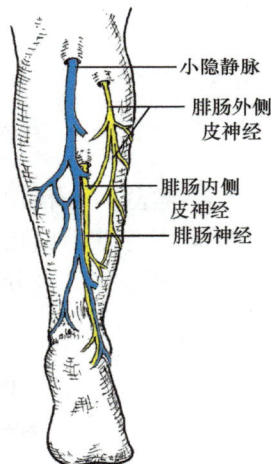

(四) 脊神经后支

脊神经后支较前支细小,经相邻椎骨的横突之间向后走行(骶神经后支出骶后孔),分为内、外侧支,再分别发出肌支和皮支,肌支支配项、背、腰、骶部的深层肌肉;皮支支配枕、项、背、腰、骶、臀部的皮肤;其分布具有明显的节段性。

二、脑　神　经

脑神经连于脑,共 12 对,按照与脑连接的顺序,通常用罗马数字表示(图 18-8、表 18-1)。

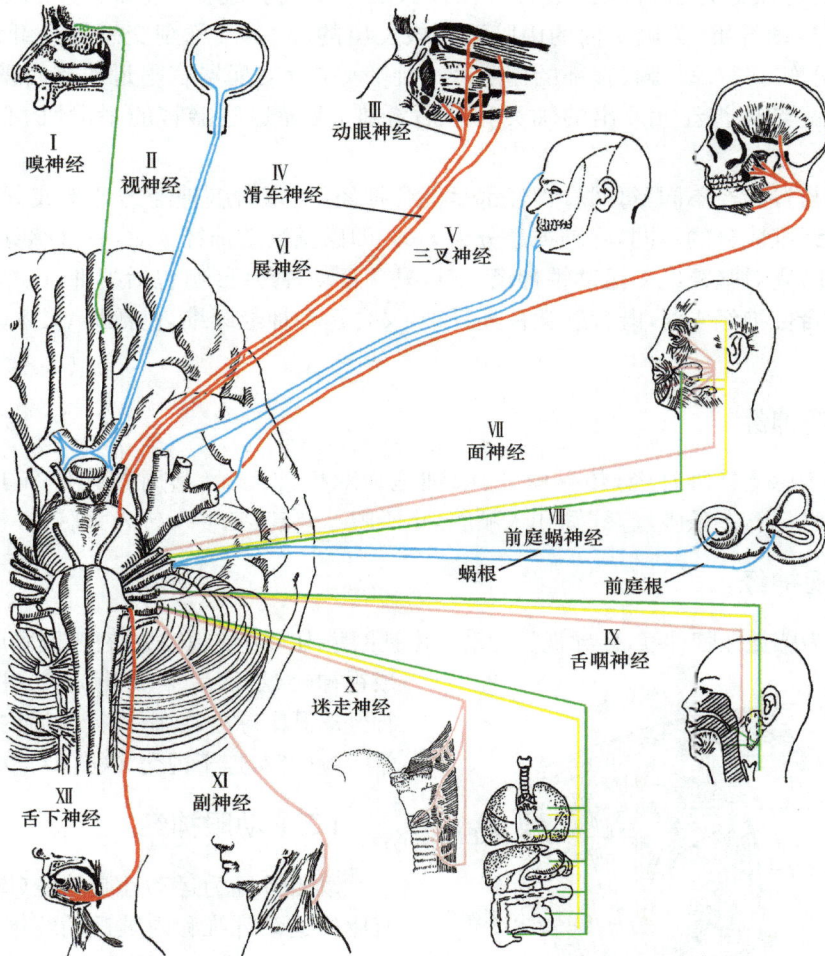

图 18-8　脑神经概况

表 18-1　脑神经名称、性质、连脑部位和进出颅部位

顺序名称	性质	连脑部位	顺序名称	性质	连脑部位
Ⅰ嗅神经	感觉性	端脑	Ⅶ面神经	混合性	脑桥
Ⅱ视神经	感觉性	间脑	Ⅷ前庭蜗神经	感觉性	脑桥
Ⅲ动眼神经	运动性	中脑	Ⅸ舌咽神经	混合性	延髓
Ⅳ滑车神经	运动性	中脑	Ⅹ迷走神经	混合性	延髓
Ⅴ三叉神经	混合性	脑桥	Ⅺ副神经	运动性	延髓
Ⅵ展神经	运动性	脑桥	Ⅻ舌下神经	运动性	延髓

按分布和功能,脑神经和脊神经一样含有 4 种神经纤维成分:①躯体感觉纤维:将来自头面部皮肤、黏膜、角膜、牙、骨、关节、肌肉浅、深部的感觉及视器和前庭蜗器的感觉神经冲动,传入脑内的躯体感觉核。②内脏感觉纤维:将来自头、颈、胸、腹部脏器及味蕾和嗅器的感觉冲动,传入脑内的内脏感觉核。③躯体运动纤维:为脑干内的躯体运动核发出的轴突、支配眼球外肌、舌肌、咀嚼肌、面肌、咽喉肌、胸锁乳突肌和斜方肌等头颈部肌肉。④内脏运动纤维:为脑干内的内脏运动核发出的轴突,又称副交感神经纤维,属节前神经纤维,分布于头、颈、胸、腹部的内脏及心血管,在所支配器官附近或器官壁的神经节内换神经元。节内神经元发出的轴突称节后纤维,支配这些器官的平滑肌、心肌运动和腺体分泌。

脑神经与脊神经不同,每对脊神经都是混合神经,而每对脑神经的纤维成分不一,根据脑神经所含纤维成分的不同,将脑神经分为 3 类:即**感觉性脑神经** 3 对,只含感觉神经纤维,包括第Ⅰ、Ⅱ、Ⅷ对脑神经。**运动性神经** 5 对,只含运动神经纤维,包括第Ⅲ、Ⅳ、Ⅵ、Ⅺ、Ⅻ对脑神经。**混合性神经** 4 对,既含感觉神经纤维,又含运动神经纤维,包括第Ⅴ、Ⅶ、Ⅸ、Ⅹ对脑神经。

(一)嗅神经

嗅神经为感觉性脑神经,传导嗅觉,嗅细胞为双极神经元,其周围突分布于嗅黏膜上皮,中枢突集成 20 多条嗅丝,穿筛孔入颅腔,止于嗅球,将嗅觉冲动传入大脑。

(二)视神经

视神经为感觉性脑神经,传导视觉冲动。由视网膜内的节细胞轴突,在视网膜后部集中形成视神经盘,然后穿出巩膜构成视神经。视神经离开眼球后,在眶内行向后内,穿视神经管入颅中窝,连于视交叉(图 18-9)。

(三)动眼神经

动眼神经为运动性脑神经(图 18-9),含有躯体运动纤维和内脏运动纤维(副交感)。自中脑脚间窝出脑,经眶上裂入眶,支配提上睑肌、上直肌、内直肌、下直肌和下斜肌。内脏运动纤维进入睫状神经节内交换神经元后分布于瞳孔括约肌及睫状肌,参与瞳孔对光反射和调节反射。

(四)滑车神经

滑车神经为运动性脑神经,支配上斜肌(图 18-9)。

(五)三叉神经

三叉神经为最粗大的混合性脑神经,由

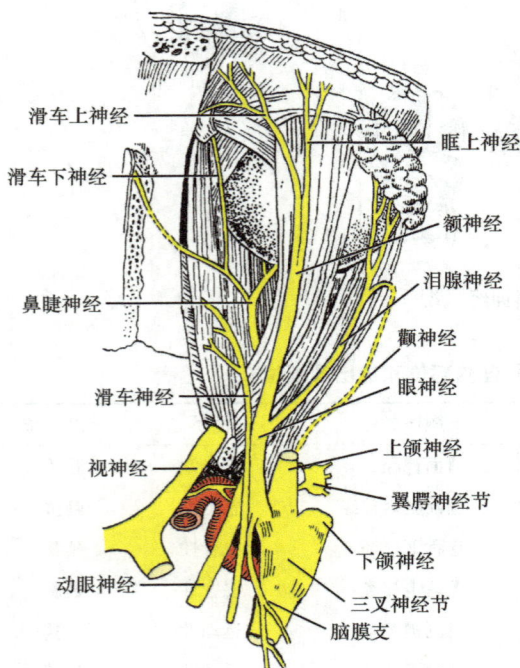

图 18-9 眶内的神经

滑车上神经
滑车下神经
眶上神经
额神经
泪腺神经
鼻睫神经
颧神经
眼神经
滑车神经
上颌神经
视神经
翼腭神经节
下颌神经
动眼神经
三叉神经节
脑膜支

躯体运动纤维和躯体感觉纤维组成,两根在脑桥基底部与小脑中脚交界处出入脑。躯体运动纤维分布于咀嚼肌等。躯体感觉纤维眼神经、上颌神经和下颌神经。分布于面部皮肤(图18-10)、眼及眶内、口腔、鼻腔、鼻旁窦的黏膜、牙齿、脑膜等,传导痛、温、触等感觉。

(六)展神经

展神经为运动性脑神经,支配外直肌(图18-9)。

(七)面神经

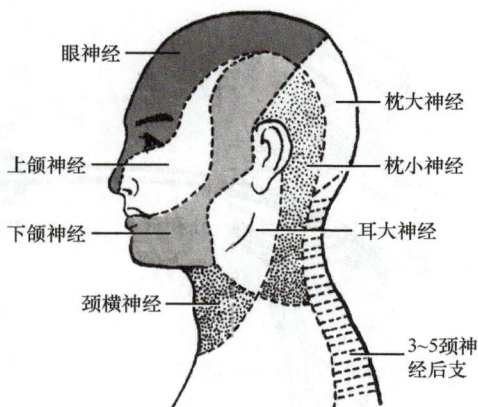

图 18-10 三叉神经皮支的分布

面神经为混合性脑神经,有3种纤维成分,2个根组成。躯体运动纤维支配面肌,支配泪腺、下颌下腺和舌下腺;内脏感觉纤维周围突布于舌前2/3黏膜的味蕾,传导味觉冲动(图18-11)。

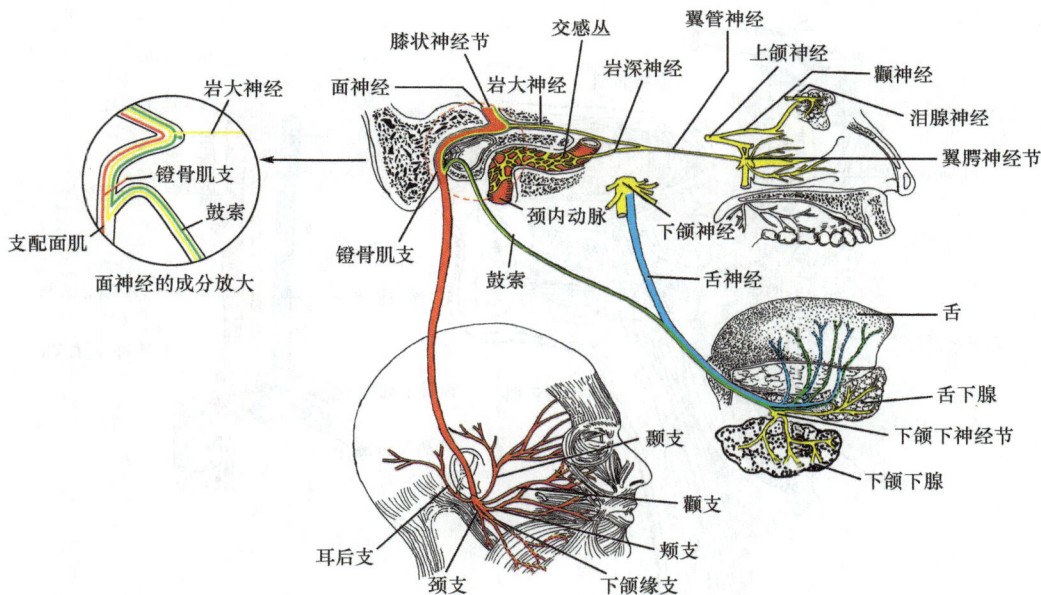

图 18-11 面神经

(八)前庭蜗神经

前庭蜗神经又称位听神经,为感觉性脑神经,由传导平衡觉的前庭神经和传导听觉的蜗神经组成(图18-12)。

(九)舌咽神经

舌咽神经为混合性脑神经,含有4种纤维成分:①躯体运动纤维支配茎突咽肌。②躯体

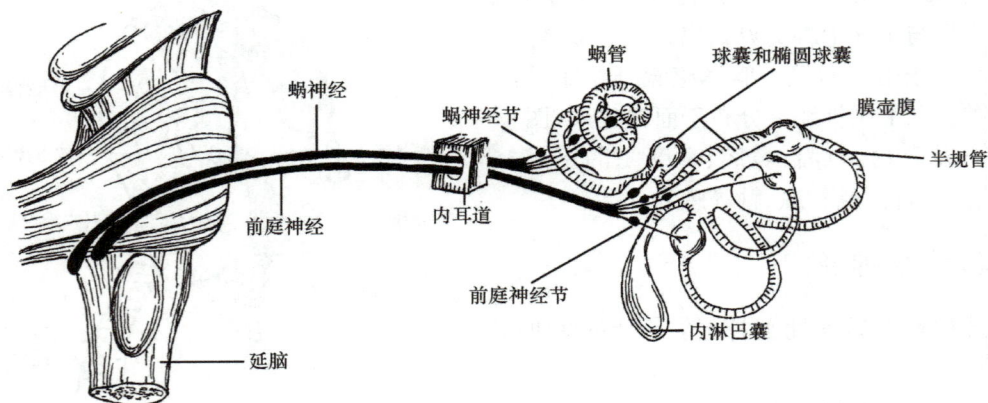

图 18-12　前庭蜗神经

感觉纤维传导耳后皮肤一般感觉。③内脏运动纤维司腺体分泌。④内脏感觉纤维分布于舌后 1/3 的味蕾、咽、舌后 1/3、咽鼓管、鼓室等处的黏膜、颈动脉窦和颈动脉小球,传导一般内脏感觉和味觉(图 18-13)。

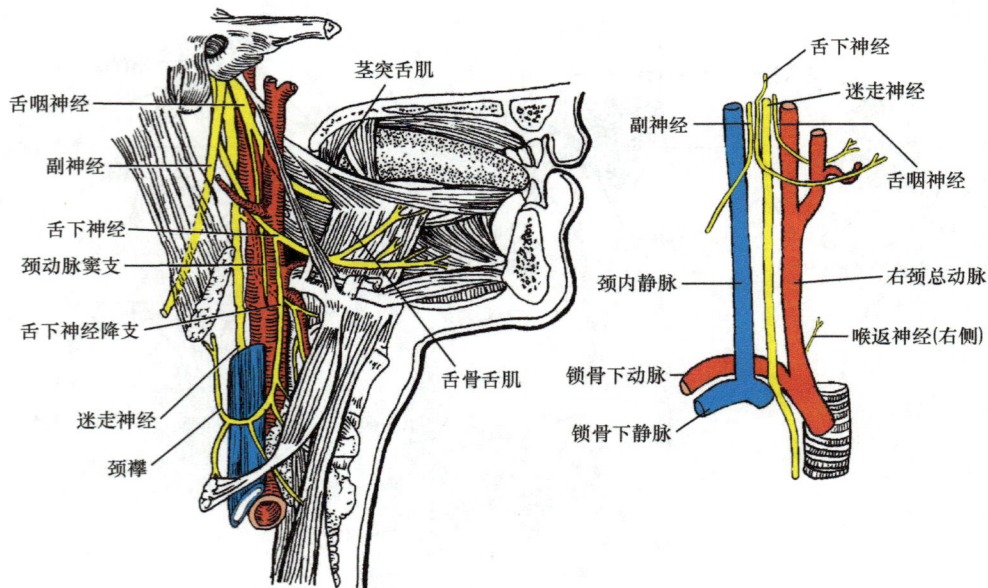

图 18-13　舌咽神经、舌下神经及副神经

(十) 迷走神经

迷走神经为混合性脑神经,是行程最长,分布最广的脑神经。含有 4 种纤维成分:①内脏运动纤维分布于颈、胸、腹部多个器官,节后纤维控制心肌、各脏器平滑肌和腺体的活动。②内脏感觉纤维传导颈、胸、腹腔脏器的内脏感觉。③躯体运动纤维支配咽、喉肌。④躯体感觉纤维传导硬脑膜、外耳道和耳廓皮肤一般感觉(图 18-14)。

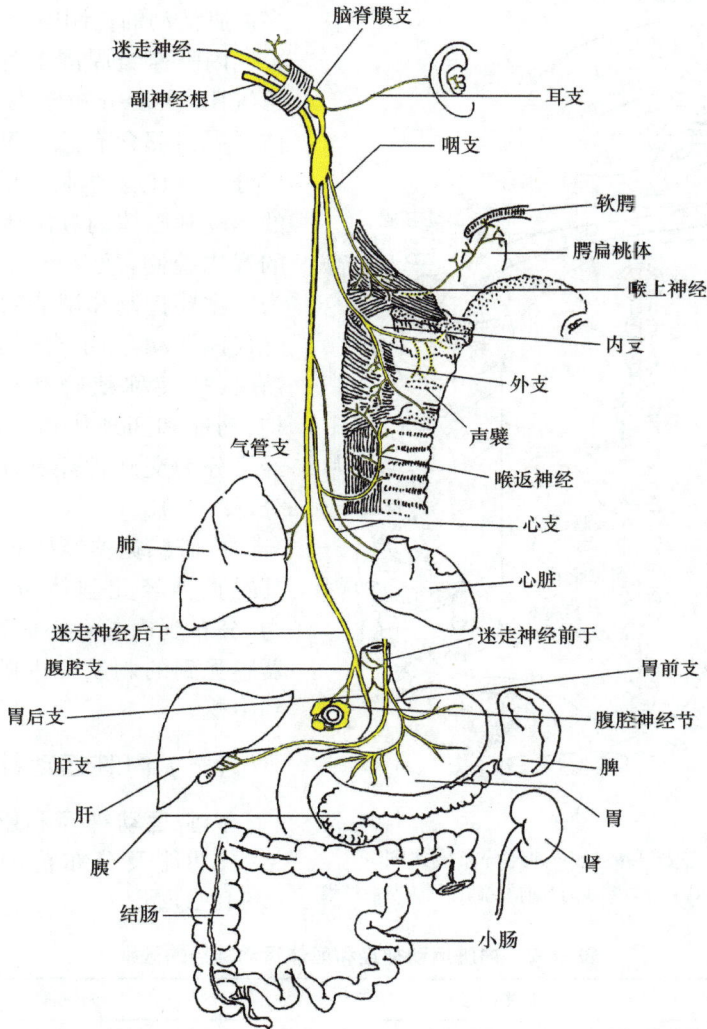

图 18-14　迷走神经

(十一) 副神经

副神经为运动性脑神经,由起于延髓疑核的颅根和起于副神经脊髓核的脊髓根组成,含躯体运动纤维。两根合成一干从延髓橄榄后沟下部迷走神经根的下方出脑,与舌咽、迷走神经一起经颈静脉孔出颅,支配胸锁乳突肌、斜方肌(图 18-13)。

(十二) 舌下神经

舌下神经为运动性脑神经,经舌下神经管出颅。支配全部舌内肌和大部分舌外肌(图 18-13)。

三、内脏神经

内脏神经包括内脏运动神经和内脏感觉神经。内脏神经分为中枢部和周围部。内脏神经的低级中枢存在于脊髓和脑干,高级中枢则存在于间脑和大脑皮质,其中,下丘脑是诸

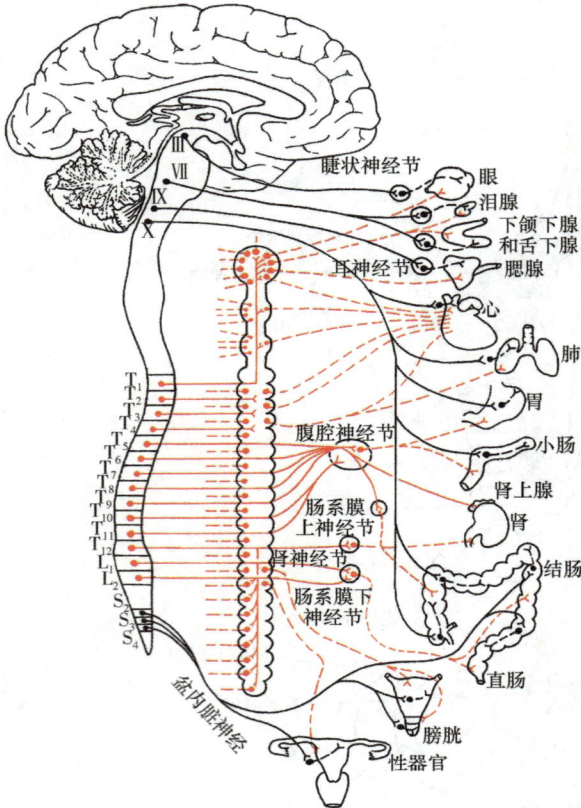

图 18-15　交感和副交感神经分布模式图
（红色示交感，黑色示副交感，实线为节前纤维，虚线为节后纤维）

多内脏活动的控制中枢。

内脏神经周围部存在于周围神经系统中，主要分布于内脏、心血管和腺体。周围部含有感觉和运动两种纤维成分。内脏运动神经支配平滑肌、心肌的运动和腺体的分泌活动，通常不受人的意志控制，故又称**自主性神经**；又因为它主要控制和调节动、植物共有的新陈代谢活动，并不支配动物所特有的骨骼肌，故又称**植物神经**。根据形态结构、功能和药理作用不同，内脏运动神经又分为交感神经和副交感神经两部分（图 18-15）。

内脏感觉神经如同躯体感觉神经，其感觉神经元胞体位于脑、脊神经节内，分布到内脏和心血管等处和内感受器感受到的刺激经内脏感觉神经传递到中枢。

（一）内脏运动神经

内脏运动神经和躯体运动神经在结构、功能及分布范围上有很大差别（表 18-2）。

表 18-2　内脏运动神经和躯体运动神经的区别

	躯体神经	内脏神经
效应器	骨骼肌	平滑肌、心肌、腺体
分类		交感神经，副交感神经
神经元胞体	位于脊髓前角和脑干躯体运动核	节前神经元：位于脊髓胸段侧角和脑干内脏运动核
		节后神经元：位于交感和副交感神经节
传导路径	直接到达效应器	节前纤维到达神经节，换元后节后纤维到达效应器
神经分布形式	神经干	攀附脏器或血管周围形成神经丛
纤维粗细	粗、有髓	节前纤维：细、有髓
		节后纤维：细、无髓
是否受意识支配	受	不受

1. 交感神经　交感神经的低级中枢位于脊髓胸 1～腰 3 节段的灰质侧角。侧角内的神经元是**节前神经元**，它发出的纤维称**节前纤维**。交感神经周围部由交感神经节、交感干、交感神经节发出的分支和神经丛等组成。

（1）**交感神经节**：**椎旁节**共有 22～24 对，位于脊柱两旁；**椎前节**位于脊柱的前方，呈不规则的节状团块。其中比较重要的有**腹腔神经节**、**主动脉肾神经节**、**肠系膜上神经节**和肠系膜下神经节(图 18-15)。

(2) **交感干**:椎旁节借节间支相连接,构成串珠状的两条交感干(图 18-15)。交感干上达颅底,下至尾骨,在尾骨的前面,两干下端合并为一个**奇神经节**。

(3) **交通支**:交感干神经节与相应的脊神经之间相连的神经,由脊髓侧角细胞发出的节前纤维,经脊神经进入交感干神经节称**白交通支**,而由交感干神经节发出的节后纤维,进入脊神经称**灰交通支**。

(4) **节前纤维**:由脊髓灰质侧角细胞发出后,依次沿脊神经前根、脊神经和白交通支进入交感干神经节。

(5) **节后纤维**:由交感神经节细胞发出,通过各种途径到达支配器官(图 18-15)。

2. 副交感神经　副交感神经低级中枢位于脑干内的内脏运动核和脊髓第 2～4 骶节的骶副交感核,节前纤维即发自这些核的细胞。**副交感神经节**多位于所支配器官的附近或器官壁内,分别称**器官旁节**或**器官内节**(壁内节)。颅部的器官旁节较大,肉眼可见,计有睫状神经节、翼腭神经节、下颌下神经节、耳神经节。身体其他部位的副交感神经很小,副交感神经元属于胆碱能神经元。

依据低级中枢部位的不同,副交感神经分颅部副交感神经和骶部副交感神经。

(1) **颅部副交感神经**:脑干内的内脏运动核(副交感核)所发出的节前纤维,分别加入到Ⅲ、Ⅶ、Ⅸ、Ⅹ 4 对脑神经内(图 18-15)。

(2) **骶部副交感神经**:节前纤维起自脊髓 2～4 骶节的骶副交感核,随骶神经前支出骶前孔后,又从骶神经分出构成**盆内脏神经**(图 18-15),加入盆丛,随盆丛分支分布到它所支配器官的器官旁节或壁内节交换神经元,节后纤维布于结肠左曲以下的消化管、盆腔器官及外生殖器。

交感神经、副交感神经和内脏感觉神经在分布到脏器的过程中,常相互交织在一起共同形成内脏神经丛,如心丛、肺丛、腹腔丛等,由丛再发出分支到达所支配的器官。

3. 交感神经与副交感神经的主要区别　交感神经和副交感神经都是内脏运动神经,常共同支配一个器官,形成对内脏器官的双重支配,但其来源、结构、分布范围和功能各有特点,交感神经分布广泛,一般认为除布于胸、腹、盆腔脏器外,还遍布头、颈器官,全身的血管、皮肤的汗腺和竖毛肌。副交感神经分布不及交感神经分布广泛,大部分血管、汗腺和竖毛肌无副交感神经分布。

交感神经与副交感神经对同一器官作用不同,其活动是既相互对立,又相互协调,从而使内脏器官的活动保持动态平衡,见表 18-3。

表 18-3　部分器官内脏运动神经效应的比较

器官	交感神经兴奋	副交感神经兴奋
循环器官	心跳加强、加快	心跳变慢,心房收缩减弱
	腹腔内器官、皮肤血管收缩	
	平滑肌血管收缩	部分血管舒张(如外生殖器血管)
	骨骼肌血管舒张	
呼吸器官	支气管平滑肌舒张	支气管平滑肌收缩
消化器官	胃肠平滑肌舒张,括约肌收缩	促进胃液、胰液分泌,促进胃肠运动及胆囊收缩,括约肌舒张

器官	交感神经兴奋	副交感神经兴奋
泌尿生殖器官	膀胱逼尿肌舒张,尿道内括约肌收缩	膀胱逼尿肌收缩,尿道内括约肌舒张
眼	瞳孔扩大,睫状肌松弛	瞳孔缩小,睫状肌收缩,促进泪腺分泌
皮肤	竖毛肌收缩,汗腺分泌	
代谢	促进肝糖原分解,促进肾上腺髓质分泌	促进胰岛素分泌

（二）内脏感觉神经

内脏器官除接受内脏运动神经的支配外,还布有丰富的内脏感觉神经。内脏感觉神经元的胞体位于脑神经节和脊神经节内,也是假单极神经元,其发出的周围突随交感神经和副交感神经走行,分布于相应的脏器;其中枢突进入脑干和脊髓,分别终于脑干的孤束核和脊髓的灰质后角。内脏感觉神经传入到中枢的神经冲动,一方面参与完成内脏反射,如排尿和排便反射等;另一方面则传至大脑皮质,产生内脏感觉。

第十九章 神经传导通路

不管是感觉信息还是运动信息都是经过神经纤维传导的。信息在神经纤维的传导是以神经冲动(动作电位)的方式进行的。但是,不同类别的信息,其神经动作电位的编码方式不一样。一种信息要从周围感觉器官传递到脑,或从脑传递至周围效应器官,要经过多个神经元的接替才能完成,神经元间的接替部位为触突。

从周围感觉器官或感觉装置传递到脑的信息通路称感觉传导通路,这类通路有特异性和非特异性之分。特异性感觉传导通路的终点在脑的各种感觉中枢,能产生特定的感觉,如痛温觉、视听觉等。一般来说,特异性感觉传导中枢和周围感觉区域有点对点的对应关系。非特异性感觉传导路的终点在脑的皮质下中枢、或在小脑、脑干等部位,这种信息产生不了特定的感觉,但是可以被终点部位的神经元所接受并改变其功能,引发下意识的动作或内脏活动的改变。非特异性感觉传导路总是伴随特异性感觉传导路存在的,或者是其旁路。

从大脑皮质运动中枢到达骨骼肌的传导路称运动传导路,传递的是运动信息,也分为两种,一是锥体系,使得骨骼肌产生随意运动;二是锥体外系,这是一个复杂的系统,伴随锥体系而存在,复杂性在于他经过的皮质下中枢比较多,有许多皮质下结构参与到该系的作用,因此实际上也是多条通路的总称,其作用是确保骨骼肌在运动时能有适当的方向性,能以适当的力度进行,甚至是能完成一些下意识的动作,如走路时双下肢交替进行着,双上肢能下意识摆动。总之,一组运动的完成,首先需要锥体系发挥作用,还需要锥体外系的积极参与。

一、本体(深)感觉传导通路

本体感觉又称深感觉,是指肌、肌腱、关节等运动器官在不同状态时的位置觉、运动觉、振动觉等。本体感觉传导通路还传导皮肤的精细触觉(如辨别两点间距离、感受物体的性质等)(图 19-1)。该传导路起自于肌、肌腱、关节等处的本体感受器和皮肤的精细触觉感受器,信息经脊神经后根的内侧部进入脊髓后索直接上升,再经延髓的薄束核和楔束核发出的纤维交叉后到达对侧背侧丘脑的腹后外侧核。后者轴突组成丘脑中央辐射,经**内囊后肢**,大部分纤维投射到**中央后回**的中、上部和**中央旁小叶后部**,产生感觉。非特异信息则是传入到**小脑皮质**。此通路若受到损伤,则患者在闭眼时不能确定相应部位各关节的位置和运动方向以及两点间的距离,不能感知肢体的空间位置,容易跌倒。

二、躯干和四肢痛温觉、粗触觉和压觉传导通路

传导皮肤、黏膜的痛、温和粗触觉,该通路也称浅感觉传导通路。由 3 级神经元组成(图19-2)。传导纤维经脊髓白质前连合交叉至对侧外侧索和前索上升组成脊髓丘脑侧束和脊髓丘脑前束。脊髓丘脑向上终止于背侧丘脑的腹后外侧核。后者其轴突组成丘脑中央辐射,最后投射至对侧中央后回中、上部和中央旁小叶后部。

头面部痛温觉和触压觉传导通路主要经三叉神经传入。

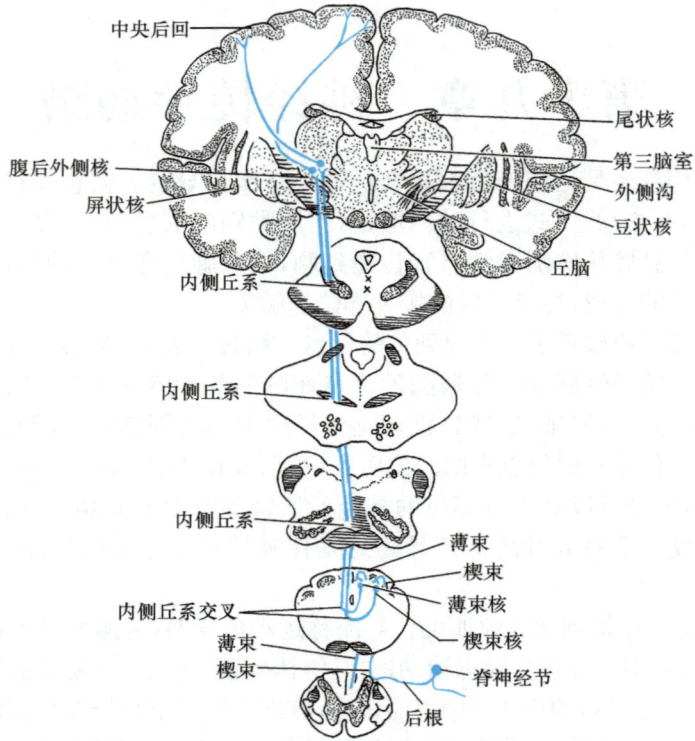

图 19-1　躯干和四肢深感觉及精细触觉传导路

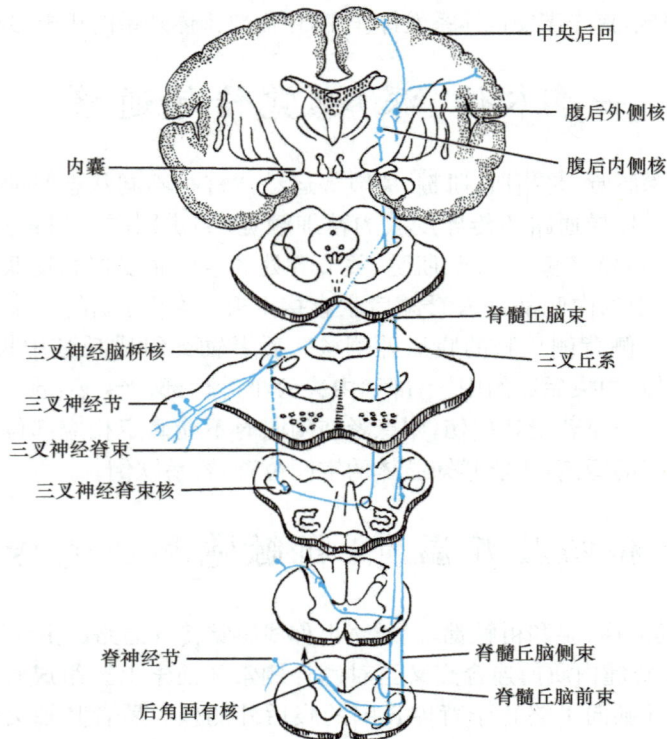

图 19-2　浅感觉(痛觉、温度觉、粗触觉)传导路

三、视觉传导通路

视网膜的双极神经元周围突与视网膜内的视锥细胞和视杆细胞形成突触，中枢突与节细胞形成突触。信息传递给视网膜的节细胞，后者轴突在视神经盘处集合成视神经。经视神经管入颅腔，形成视交叉后，延伸为视束。在视交叉中，来自两眼视网膜鼻侧半的纤维交叉，加入对侧视束，来自视网膜颞侧半的纤维不交叉，进入同侧视束内。因此，视束内含有同侧眼视网膜的颞侧半纤维和对侧视网膜的鼻侧半纤维。视束向后绕大脑脚终于外侧膝状体，并有分支至中脑顶盖前区。外侧膝状体发出的纤维组成视辐射，经内囊后肢投射到大脑皮质距状沟上下的视区（图 19-3）。

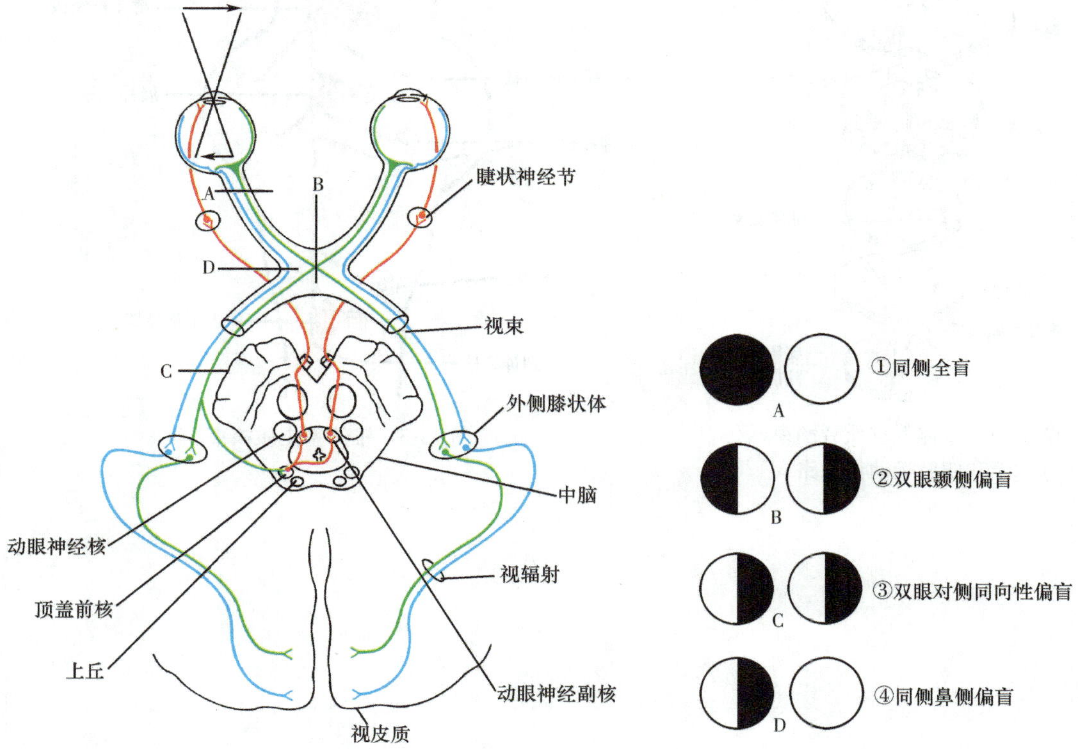

A
B
C
D
睫状神经节
视束
外侧膝状体
中脑
动眼神经核
视辐射
顶盖前核
上丘
动眼神经副核
视皮质
①同侧全盲
②双眼颞侧偏盲
③双眼对侧同向性偏盲
④同侧鼻侧偏盲

图 19-3　视觉传导路及瞳孔对光反射通路

四、锥　体　系

锥体系起自大脑皮质运动区，其轴突组成锥体束，其中，下行至脊髓前角运动细胞的纤维束称皮质脊髓束（图 19-4）；止于脑干内躯体运动核的纤维束称皮质核束（图 19-5）。两束纤维分别到达脑干躯体运动神经元和脊髓前角，由后者发出脑神经和脊神经运动纤维支配骨骼肌，管理头面部和躯干、四肢骨骼肌的随意运动。

有意思的是躯干肌和大部分头颈肌接受双侧大脑皮质支配，而四肢肌及嘴周围表情肌、舌外肌只接受对侧大脑皮质支配。

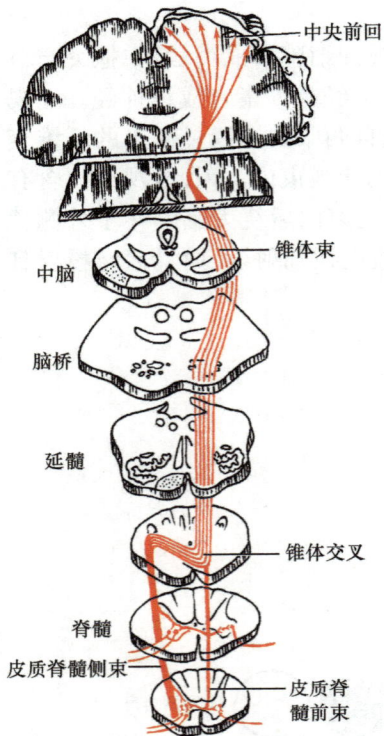

图 19-4 锥体系皮质脊髓束（躯
干和四肢运动传导路）

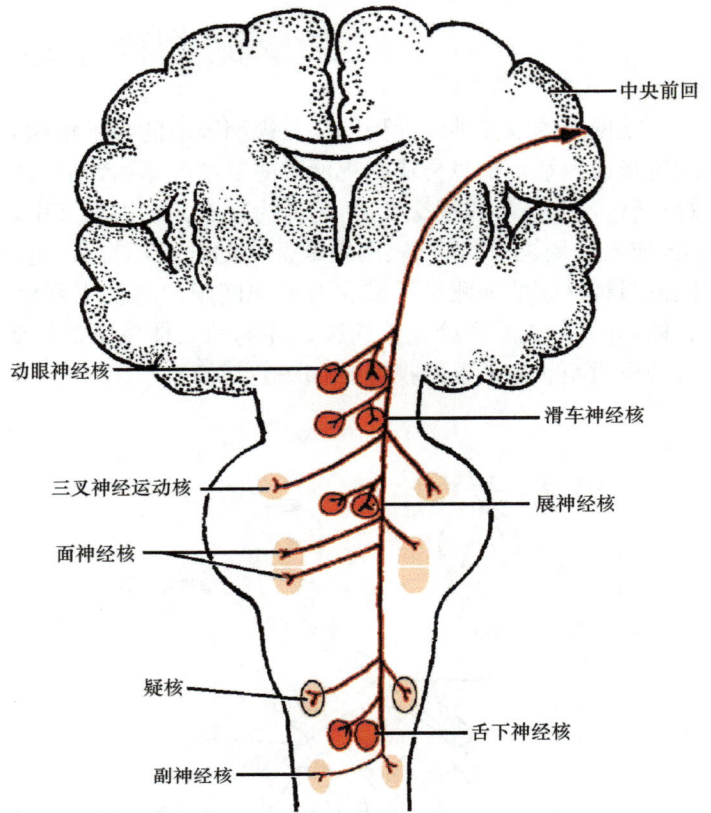

图 19-5 锥体系皮质核束

第二十章 脑和脊髓的被膜、脑脊液循环和脑屏障

一、脊髓和脑的被膜

脑和脊髓外面包裹着3层被膜。从外到内依次是硬脊(脑)膜、髓蛛网膜及软脊(脑)膜。

(一)硬脊(脑)膜

硬脊(脑)膜由厚而坚韧的致密结缔组织构成,包裹脊髓和脑的外面(图 20-1)。下端达第 2 骶椎平面逐渐变细,包裹终丝,末端附于尾骨。

硬脑膜在某些部位两层分开,内面衬内皮细胞,构成含有静脉血的腔隙,称**硬脑膜窦**(图 20-2)。

(二)蛛网膜

蛛网膜位于硬脊(脑)膜与软脊(脑)膜之间,是一层透明的薄膜,紧贴硬脊膜和脑内面,向下包绕脊髓和马尾,下端达第 2 骶椎平面。蛛网膜向内发出许多结缔组织小梁与软脊膜相连,蛛网膜因此而得名。

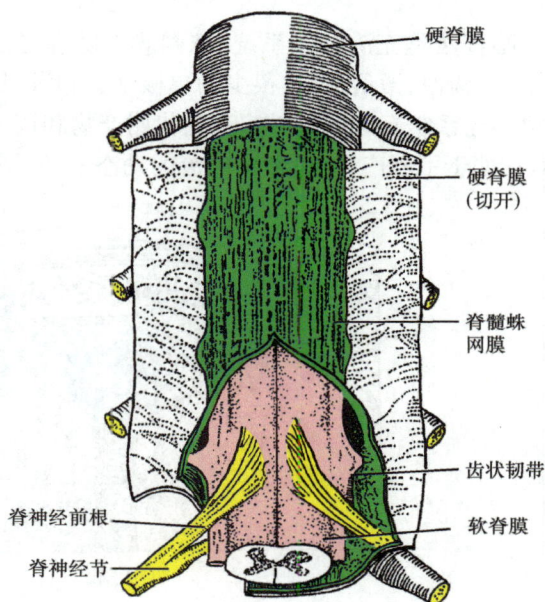

图 20-1　脊髓的被膜

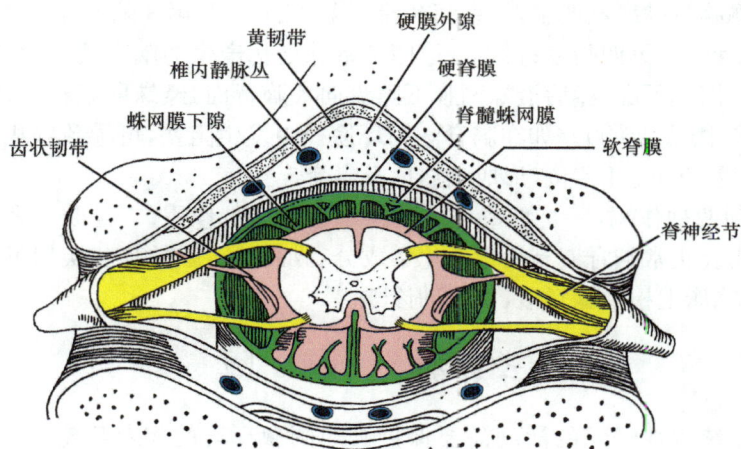

图 20-2　脊髓的被膜间隙

(三)软脊(脑)膜

软脊膜薄而透明有丰富的血管,紧贴在脊髓的表面并深入沟裂之中,至脊髓下端形成终丝。

(四) 被膜间隙

图 20-2 示三层被膜之间及被膜与椎管壁之间存在着几个间隙。硬脊膜与椎管内面的骨膜之间的间隙,称为**硬膜外隙**,有脊神经根通过。在硬脊膜与脊髓蛛网膜之间有潜在性**硬膜下隙**。蛛网膜和软膜之间的间隙称**蛛网膜下隙**,隙内充满脑脊液。蛛网膜下隙在脊髓圆锥以下到第 2 骶椎平面扩大称**终池**,池内有马尾而无脊髓,在此部位抽取脑脊液时,可避免损伤脊髓。

二、脑脊液及其循环

脑脊液是充满脑室系统、蛛网膜下隙和脊髓中央管内的无色透明液体,内含多种无机离子、葡萄糖、微量蛋白、很少的单核细胞和淋巴细胞,功能上相当于外周组织中的淋巴,对中枢神经系统起缓冲、保护、运输代谢产物和调节颅内压等作用。成人脑脊液总量约为 150 ml,它处于不断产生、循环和回流的动态平衡(图 20-3)。

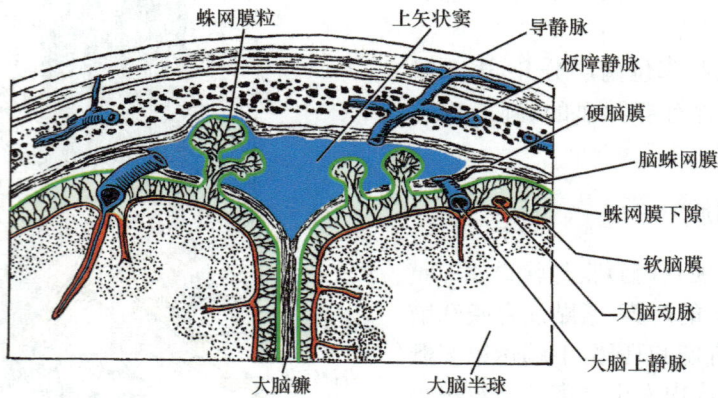

图 20-3　被膜及上矢状窦结构

脑脊液由侧脑室脉络丛产生,经室间孔流至第 3 脑室,与第 3 脑室脉络丛产生的脑脊液汇合,经中脑水管流入第四脑室;再汇合第四脑室脉络丛产生的脑脊液,经第四脑室正中孔和外侧孔流入蛛网膜下隙,然后沿蛛网膜下隙流向大脑背面,经蛛网膜粒渗透到上矢状窦,回流入血液循环中(图 20-4)。如在脑脊液循环途径中发生阻塞,可导致脑积水而引起颅内压升高,进而使脑组织受压移位,形成脑疝危及生命。

脑脊液起到两种作用,一是形成一个防护水套起保护作用;二是改变大脑的血流起调节颅内压的作用。正常脑脊液有恒定的化学成分和细胞数,脑的某些疾病可引起脑脊液成分的改变,因此临床上检验脑脊液,以协助诊断。

三、脑　屏　障

中枢神经系统内神经元的活动需要保持其周围微环境的相对稳定,这个环境如 pH、氧、有机物及离子浓度的轻微改变,都会影响神经元的活动。而维持这种稳定性的结构即称**脑屏障**,它能让在毛细血管或脑脊液与脑组织间的物质交换保持一定的选择性。允许某些物质通过,阻止另一些物质通过,对脑起保护作用。按形态结构特点,脑屏障由 3 个部分组成(图 20-5):血-脑屏障(BBB)、脑脊液-脑屏障(LBB)、血-脑脊液屏障(BLB)。

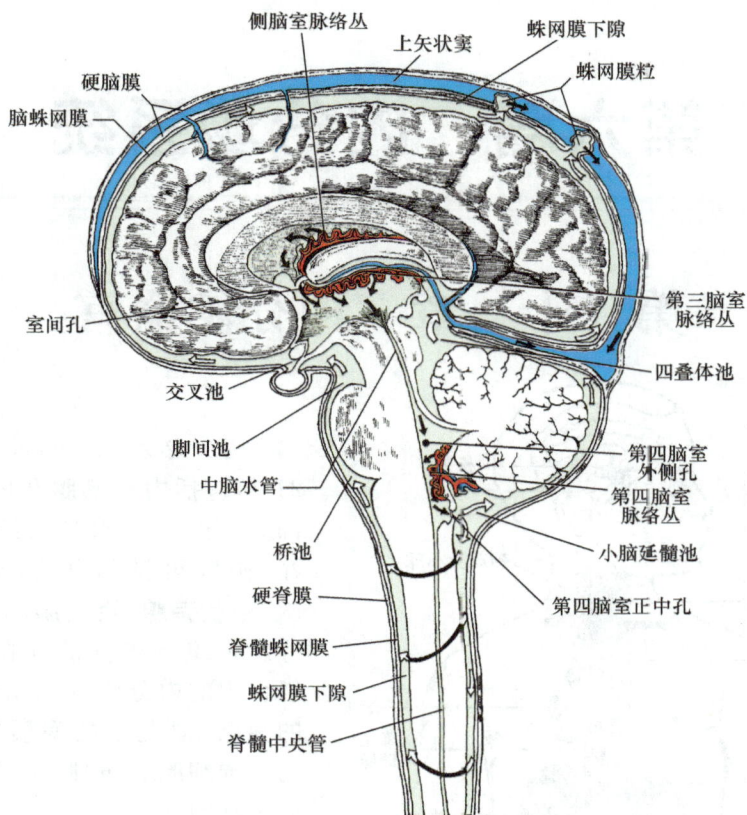

图 20-4　脑脊液循环

　　血-脑屏障位于血液与脑、脊髓的神经细胞之间,其结构基础是:①脑和脊髓的毛细血管内皮细胞缺少一般毛细血管所具有的窗孔,而且连接紧密,能有效地阻止大分子物质通过,但水和某些离子仍能通过;②毛细血管被一层完整而连续的基膜包绕;③毛细血管基膜外有星形胶质细胞所构成胶质膜。血脑屏障对于血液中的物质进入脑组织起选择通透作用。有些药物因为无法通过血-脑屏障,因而不能对中枢神经系统疾病产生治疗作用。

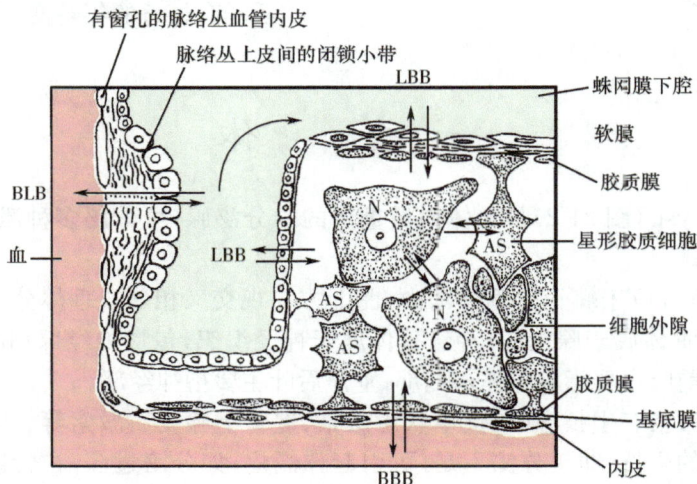

图 20-5　脑屏障

第六篇　内分泌系统

第二十一章　内分泌器官

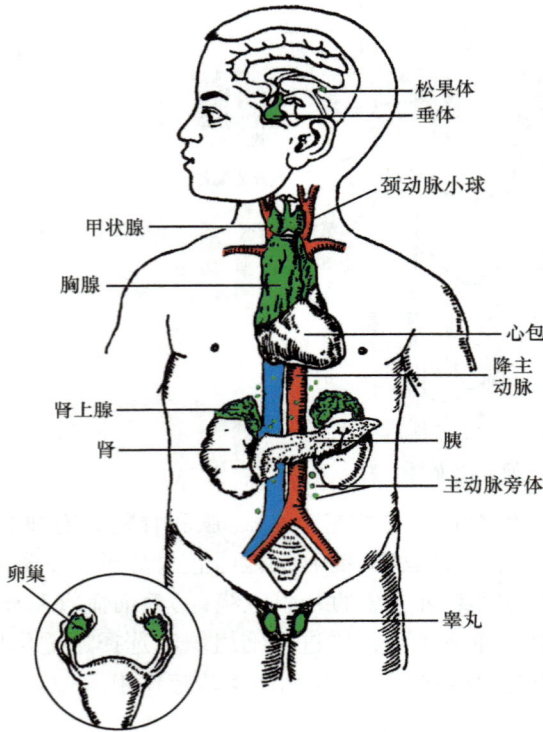

图 21-1　内分泌系统概观

内分泌系统 endocrine system（图 21-1）包括**内分泌腺**和**内分泌组织**两部分。内分泌腺是指结构上独立存在、肉眼可见的器官，如**垂体**、**甲状腺**、**甲状旁腺**、**肾上腺**和**松果体**等；内分泌组织是指分散存在于其他器官组织中的内分泌细胞团块，如胰腺中的**胰岛**、睾丸中的**间质细胞**、卵巢中的**卵泡细胞**和黄体、消化管壁内的内分泌细胞等。

内分泌腺无导管，其分泌物称**激素** hormone，直接进入血液或淋巴，随血液循环运送到全身各处，作用于特定器官或组织，调节人体的新陈代谢、生长发育、生殖等活动。内分泌腺有丰富的血液供应和内脏神经分布，其结构和功能活动有显著的年龄变化。

一、垂　　体

垂体 hypophysis（图 21-2）是人体内最重要的内分泌腺，可分泌多种激素，并调节和控制其他内分泌腺。

垂体呈椭圆形，位于蝶骨的垂体窝内，前上方与视交叉相邻。垂体分为**腺垂体**和**神经垂体**两部分。腺垂体属于腺组织；神经垂体属于神经组织，包括神经部和漏斗部。一般临床上所说的垂体前叶主要指腺垂体远侧部，垂体后叶主要指神经部。

垂体分泌的激素有生长激素、促甲状腺激素、促肾上腺皮质激素等。生长激素可促进蛋白质合成和骨的生长，幼年分泌不足，可引起侏儒症；如分泌过多，在骨骼发育成熟前则导致巨人症。成人分泌过多，出现肢端肥大症。

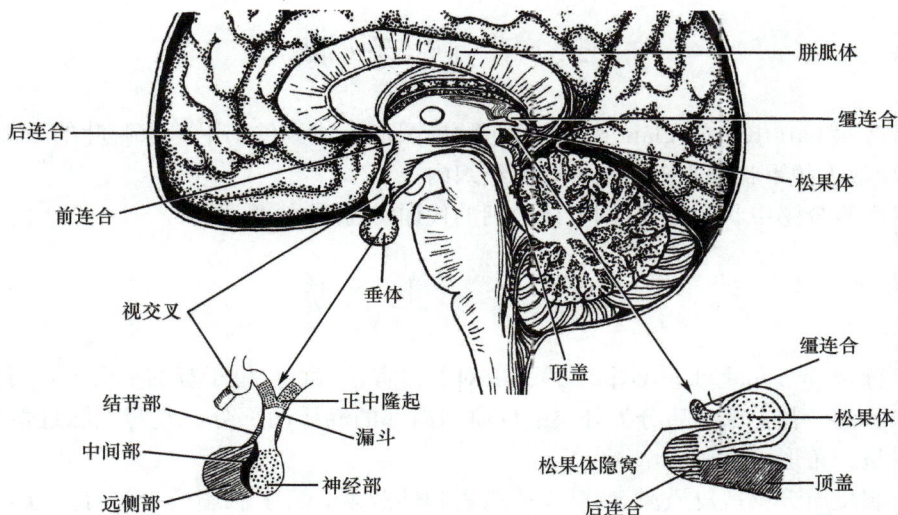

图 21-2 垂体及松果体

二、甲 状 腺

甲状腺 thyroid gland(图 21-3)是人体最大的内分泌腺。略呈"H"形,由左、右两个侧叶和连接两叶的甲状腺峡组成。甲状腺的左、右叶分别贴于喉和气管颈段的两侧,甲状腺峡横位于第 2~4 气管软骨的前方。

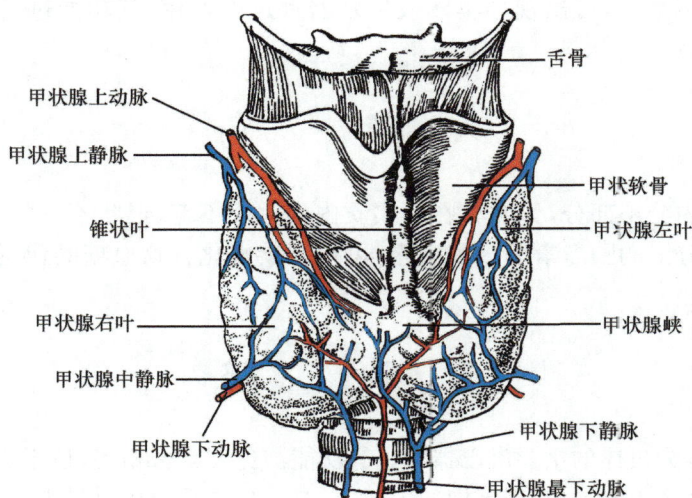

图 21-3 甲状腺

在幼儿期,如甲状腺功能低下,甲状腺素分泌不足,可致身材矮小、智力低下,形成呆小症。长期缺碘,可致活性甲状腺素分泌减少,成为发生单纯性甲状腺肿的主要原因,为预防此病的发生,可服用含碘食盐。

三、甲状旁腺

甲状旁腺 parathyroid glands 为棕黄色的扁圆形小体。位于甲状腺侧叶的后面,上、下各一对,少数人的甲状旁腺被埋在甲状腺组织内。

甲状旁腺分泌甲状旁腺素,调节体内钙的代谢,维持血钙平衡。

四、肾　上　腺

肾上腺 suprarenal gland(图 21-1)为成对的器官,淡黄色,位于肾的上内方,与肾共同包裹在肾筋膜内。肾上腺实质分为外层的皮质和内部的髓质两部分。左肾上腺近似半月形,右肾上腺呈三角形。

肾上腺皮质分泌盐皮质激素、糖皮质激素和性激素。肾上腺髓质分泌肾上腺素和去甲肾上腺素。

五、松　果　体

松果体 pineal body(图 21-2)位于上丘脑的后上方,为一灰红色卵圆形小体,形似松果而得名。松果体在儿童期比较发达,一般 7 岁以后开始退化,成年后可部分钙化形成钙斑,在 X 线片上常可见到,可作为颅片定位的一个标志。

松果体分泌褪黑素,可抑制垂体促性腺激素的释放,影响性腺发育和月经周期。松果体病变引起功能不全时,可出现性早熟或生殖器官过度发育;其功能过盛,可导致青春期延迟。

六、胰　　岛

胰岛是胰的内分泌部分,为散布在胰实质内的大小不等、形状不一的细胞团。能分泌多种激素。胰岛分泌的胰岛素等多种激素,可控制碳水化合物血糖的代谢;如胰岛素分泌不足可导致糖尿病。

七、胸　　腺

胸腺 thymus 为机体的重要淋巴器官。其功能与免疫紧密相关,位于胸腔前纵隔,胸骨后面。胚胎后期及初生时,人胸腺约重 10～15g,是一生中重量相对最大的时期。随年龄增长,胸腺继续发育,到青春期约 30～40g。此后胸腺逐渐退化,淋巴细胞减少,脂肪组织增多。

胸腺兼有内分泌的功能,可分泌胸腺素和促胸腺生成素等具有激素作用的活性物质。胸腺素可将来自骨髓、脾等处的原始淋巴细胞转化为具有免疫能力的 T 淋巴细胞,参与细胞免疫反应(见淋巴器官图)。